Anja Schemionek
Katharina Hinze

Kräuter bei Erkältung

Die kleine Kräuterreihe

AURUM

Anja Schemionek
Katharina Hinze

Kräuter bei Erkältung

Die kleine Kräuterreihe

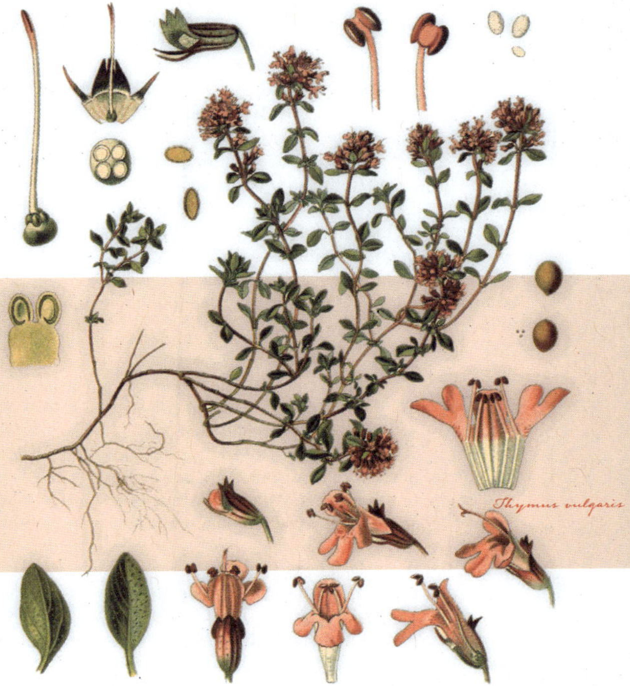

AURUM

Dr. Anja Schemionek / Katharina Hinze
Kräuter bei Erkältung
Die kleine Kräuterreihe

info@kamphausen.media
www.kamphausen.media

Coverabbildung
© Köhler's Medizinal-Pflanzen in naturgetreuen Abbildungen mit kurz erläuterndem Texte (1887)

Gestaltung
Kerstin Fiebig [ad-department.de]

Druck und Verarbeitung
Westermann Druck Zwickau

Bibliografische Information der Deutschen Nationalbibliothek:
Die Deutsche Nationalbibliothek verzeichnet diese Publikation in der Deutschen Nationalbibliografie; detaillierte bibliografische Daten sind im Internet unter https://dnb.d-nb.de abrufbar.

1. Auflage 2019

ISBN Printausgabe: 978-3-95883-384-5
ISBN E-Book: 978-3-95883-385-2

Dieses Buch wurde auf 100% Altpapier gedruckt und ist alterungsbeständig. Weitere Informationen hierzu finden Sie unter www.kamphausen.media

Der Umschlag besteht aus 30% Recycling-, 60% Primärfasern und 10% Baumwolle.

Bildnachweise

Köhler's Medizinal-Pflanzen in naturgetreuen Abbildungen mit kurz erläuterndem Texte (1887): Titelabbildung, S. 22, S. 52, S. 70, S. 88, S. 104

Envato Elements
stokkete (S. 21), vanillaechoes (S. 25), viki2win (S. 26), duskbabe (S. 28) Pilat666 (S. 91), rezkrr (S. 30), Alex9500 (S. 33), teelesswonder (S. 34), Wavebreakmedia (S. 39), duskbabe (S. 40), photocreo (S.45), Rawpixel (S. 47, S. 83), rawf8 (S. 49), ollinka (S. 50), AnatoliySadovskiy (S. 56), jirkaejc (S. 59), viki2win (S. 60), Lana_M (S. 65, S. 87), Grigory_bruev (S. 73), gresei (S. 75), Nikolaydonetsk (S. 77, S. 95, S. 96, S. 125), klenova (S. 79), viki2win (S. 80), charlotteLake (S. 103), motghnit (S. 113), AntonioGravante (S. 117), Merinka (S. 118), Vell (S. 120), Nataljusja (S. 121), Merinka (S. 123), njnightsky (S.126)

iStock
dusanpetkovic (S. 37), memo84 (S. 69), alexander ruiz (S. 107), Madeleine_Steinbach (S. 100), mirzamlk (S. 110)

Inhalt

Kräuter – was sie sind
und was sie nicht sind 8

Husten, Schnupfen, Heiserkeit 12

Thymian 23

Salbei 53

Echte Kamille 71

Spitzwegerich 89

Süßholz 105

Noch mehr hilfreiche Pflanzen
bei Erkältungen 120

Thymus vulgaris

Salvia officinalis

Matricaria chamomilla

Plantago lanceolata

Glycyrrhiza glabra

Kräuter – was sie sind und was sie nicht sind

Früher, als die Menschen noch keine Pharmaindustrie und auch keine Medizin im heutigen Sinn kannten, hatten sie dennoch eine Heilkunde. Hexen, Schamanen oder einfach Kräuterweiblein hüteten die Geheimnisse um die Kräfte der Natur. Sie halfen damit Gebrechlichen und Kranken, Müttern und ihren Kindern, Alten und Jungen. Und wenn sie auch nicht immer erfolgreich waren und mancher Trank sich aus heutiger Sicht als sinnloser Hokuspokus oder gar Giftmischung enttarnt, so hatten sie dennoch viel Erfahrung und Wissen zusammengetragen, wie aus der Natur Hilfe zu holen ist, wenn es einem Menschen an Körper, Geist oder Seele nicht gut geht.

Auf den Spuren dieser Heilkundigen sind wir ein wenig gewandelt und haben zusammengetragen, was den heute lebenden Menschen und ihren speziellen Bedürfnissen an die Hand gegeben werden kann, um ihnen durch Kräuter Hilfe zur Selbsthilfe bei Gesundheitsproblemen zu bieten. Dabei sollte jedoch niemand vergessen, dass Kräuter eben keine pharmazeutischen Tabletten sind. Sie eignen sich dazu, den Körper langsam und sanft umzustimmen, sie eignen sich aber nicht, um schwere Erkrankungen zu behandeln. Sie sind fantastische Helfer bei der Genesung, um den Körper und seine Selbstheilungskräfte zu unterstützen – auch parallel zur heutigen Medizin.

Aber Kräuter sind nicht dazu geeignet, um akuten, womöglich gar lebensbedrohlichen Situationen Paroli zu bieten. Sie sind großartig in der Pflege der Gesundheit und zur Prävention, haben aber keine Berechtigung mehr, wenn es dem Patienten nicht bald besser damit geht. Gleichzeitig sollte man die Kräuter und die Natur nicht unterschätzen. Die Kräfte der Natur sind nicht harmlos.

Kein Kraut sollte über lange Zeit täglich angewendet werden. Nach ein paar Wochen sollte damit Schluss sein. Auch ein selbst gemischter Haustee sollte aus diesem Grund immer mal wieder gewechselt werden.

»Alle Ding' sind Gift und nichts ist ohn' Gift; allein die Dosis macht, dass ein Ding kein Gift ist.« *Paracelsus*

Schon Paracelsus hat es gewusst und an dieser Tatsache hat sich bis heute sicher nichts geändert. Pflanzen und Kräuter haben eine Fülle von natürlichen Inhaltsstoffen, sie können gut oder schlecht für uns sein. Bitte bedenken Sie all das, wenn Sie dieses Büchlein nutzen wollen, und gehen Sie verantwortungsvoll mit sich selbst und den hier vorgestellten Informationen um.

Wir wünschen Ihnen
viel Freude mit Kräutern

Katharina Hinze
und Dr. Anja Schemionek

Husten, Schnupfen, Heiserkeit ...

Sie wissen es: Ungefähr ein- bis dreimal im Jahr erwischt sie jeden von uns – die Erkältung. Sei es, weil wir zu sehr gefroren haben oder von Betroffenen angeschnieft wurden, sei es auch einfach so, aus dem gut bekannten „heiteren Himmel“. Kinder müssen Erkältungen noch viel öfter ertragen, weil ihr Immunsystem noch nicht ausgereift ist. Und auch manche Erwachsene trifft es häufiger, sie lassen keine Grippe aus, weder im Sommer noch im Winter. Doch Halt – wie ist das eigentlich mit Grippe und Erkältung? Ist es dasselbe oder nicht?

Grippe und Erkältung sind ganz und gar nicht dasselbe. Eine Erkältung ist ein unangenehmer, aber meist harmloser Infekt, der etwa eine gute Woche anhält. Er beginnt langsam, man fühlt sich müde und schlapp, bekommt vielleicht ein wenig Fieber, der Hals kratzt und die Nase läuft. Etwas problematischer kann es werden, wenn sich die Erreger über Nase, Mund und Rachen hinaus ausbreiten, z. B. in die Nebenhöhlen des Kopfes, in die Ohren, den Kehlkopf oder gar bis in die Lungen. Doch in allen Fällen bleibt die Erkältung – auch grippaler Infekt genannt – weitgehend ungefährlich und nicht lebensbedrohlich. Eine Grippe hingegen kann schnell zu ernsthaften Komplikationen führen und bei geschwächten Menschen sogar den Tod bringen. Sie verläuft schneller und heftiger, schon wenige Stunden, nachdem wir z. B. einem Infizierten die Hand gegeben haben, kann es auch bei uns losgehen: Hohes Fieber mit Schüttelfrost, Kopf- und Gliederschmerzen, auch Erbrechen und Durchfall können dabei sein. Die Symptome an den Atemwegen können dabei hingegen manchmal fehlen. Fast immer zwingt diese „Influenza" uns ins Bett, weil wir uns einfach zu krank fühlen für alles.

Beide Infektarten werden von klitzekleinen Viren ausgelöst, die unsere Schleimhäute „entern". Es sind jedoch unterschiedliche Viren. Zur Grippe führen v. a. die aggressiven

Influenza-Viren. Grippale Infekte werden dagegen v. a. durch Coxsackie-, Rhino- oder Adeno-Viren verursacht, die uns im Vergleich dazu nicht so heftig attackieren können. Es gibt über 200 verschiedene Arten davon, das erklärt auch, warum es uns so häufig trifft. In beiden Fällen kann sich jedoch zu dem auslösenden Virus etwas später noch ein Bakterium gesellen, das Symptome macht, eine sogenannte Super- oder Sekundärinfektion. Das Bakterium profitiert davon, dass das Immunsystem durch das Virus schon geschwächt ist. Es hat dann ein leichtes Spiel und setzt sich ganz einfach noch „oben drauf". Bei einer Erkältung erkennt man diese Superinfektion z. B. daran, dass sich der ursprünglich dünnflüssige und klare Nasenschleim hin zu einer gelb-grünen, dickflüssigen Masse entwickelt. Das finden Sie eklig? Ist es auch und deswegen ist es das Beste, wenn die Masse aus dem Körper herauskommt. Also, schnäuzen Sie sich gut und oft. Je weniger von den ungebetenen Gästen in Nase und Rachen bleiben, desto besser. Erzeugen Sie aber durch das Schnäuzen nicht übermäßig viel Druck im Kopf! Wenn die Nase „dicht“ ist, kann das zu Schwindel oder sogar zur Ohnmacht führen. Inhalieren Sie in dem Fall besser, bis sich der Schleim löst, und schnäuzen Sie dann den verflüssigten Schleim heraus.

Übrigens …

… weil Grippe und Erkältungen von Viren ausgelöst werden, helfen Antibiotika nicht. Die können nur etwas gegen Bakterien ausrichten – also erst bei einer Superinfektion, die ja nicht unbedingt kommen muss. Es bringt daher nichts, bei den ersten Symptomen zu einem Antibiotikum zu greifen. Und ohne eine ärztliche Anweisung sollten Sie die ohnehin keinesfalls einnehmen. Besser versuchen Sie es mit den Kräuterrezepten aus diesem Buch. Da bekommen Sie viele natürliche Helfer, die Ihr Immunsystem in seiner Auseinandersetzung mit den Erregern mit allerlei Wirkstoffen unterstützen, sogar antivirale Substanzen sind dabei! Gehen Sie jedoch unbedingt zum

Arzt, wenn sich nach drei bis vier Tagen keine Besserung Ihrer Symptome zeigt, damit Schlimmeres ausgeschlossen werden kann. Manche Viren können nämlich im ungünstigen Fall z. B. das Herz angreifen.

Im Winter kommen grippale Infekte häufiger vor als im Sommer. Das kommt u. a. daher, dass wir uns in der kalten Zeit mehr in geschlossenen Räumen aufhalten. Sind da dann auch infizierte Menschen drin, verteilen sich die Viren über Tröpfchen - z. B. vom Niesen - durch die Luft und können leichter als im Freien den nächsten Menschen „treffen“. Hinzu kommt, dass unsere Schleimhäute durch die Winterkälte draußen an Feuchtigkeit verlieren und in geheizten Räumen zusätzlich ausgetrocknet werden. Eine trockene Schleimhaut ist für ein Virus leicht zu infizieren - und schon passiert es auch häufiger. Sorgen Sie also dafür, dass Ihre Nase nicht austrocknet, z. B. mit Nasenspülungen oder -sprays auf Kochsalzbasis, und pflegen Sie Ihre Nase mit einer guten Salbe (S. 83).

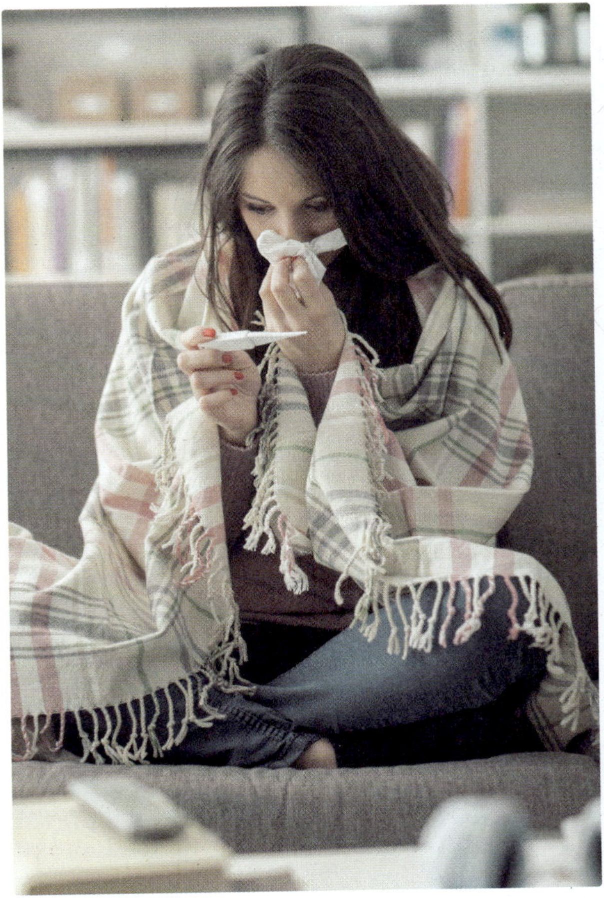

BENIMM- UND GESUNDHEITSREGELN BEI (DROHENDER) ERKÄLTUNG

- Trinken Sie viel, am besten heißen Tee mit den hier vorgestellten Kräutern und ein- bis zweimal am Tag eine heiße Zitrone.

- Halten Sie sich warm, meiden Sie Stress und gehen Sie früh schlafen.

- Nehmen Sie bei den ersten Anzeichen ein bis zwei Tage sehr viel Vitamin C und Zink ein – manchmal lässt sich der Ausbruch so verhindern.

- Niesen und husten Sie nicht mitten in den Raum hinein oder gar direkt in die Richtung anderer Menschen, sondern in Ihre eigene Armbeuge.

- Lutschen Sie Kräuterbonbons und gurgeln Sie stündlich oder nutzen Sie häufig ein geeignetes Mundspray.

• Benutzen Sie Papiertaschentücher und räumen Sie Ihre vollgeschnupften Tücher sofort selbst weg! Aber nicht in die Hosentasche (dort „überleben" Erreger zu gut) und auch nicht in den allgemeinen Mülleimer, an den auch viele andere Menschen gehen, sondern in eine Extra-Tüte, die Sie immer gut verschlossen halten, wenn Sie sie gerade nicht brauchen. Wenn Sie die Möglichkeit haben, verbrennen Sie die gebrauchten Tücher anschließend oder entsorgen Sie die geschlossene Tüte im Müll.

• Halten Sie Abstand zu Gesunden, waschen Sie sich häufig die Hände und vermeiden Sie den Handschlag, Umarmungen u. Ä. Sie sollten Ihre „Unhöflichkeit" oder „Lieblosigkeit" natürlich erklären mit der Sorge um die Gesundheit des Gegenübers. Jeder wird das sofort verstehen und Ihnen dankbar dafür sein, dass Sie so umsichtig sind.

- Wenn Sie Fieber haben, sollten Sie sich unbedingt mehrere Tage schonen, also nicht zur Arbeit gehen und am besten viel im Bett oder auf dem Sofa liegen.

- Wenn Sie in den ersten Tagen keinen Appetit verspüren, können Sie auf ihren Körper hören und das Essen einfach sein lassen. Ihr Körper ist mit den Erregern beschäftigt, Essen stört da nur. Wenn Hunger oder Appetit wiederkommen, dann sollten Sie dem auf jeden Fall nachgeben – dann haben Sie auch das Schlimmste schon überstanden.

- Wenn Sie Nasensprays mit abschwellenden Wirkstoffen aus der Apotheke nutzen, dann achten Sie unbedingt genau auf die Angaben zur Anwendungsdauer auf dem Beipackzettel! Wenn Sie sie zu lange benutzen, gewöhnt sich Ihre Nase daran und schwillt noch mehr an, wenn Sie das Mittel absetzen.

Thymus

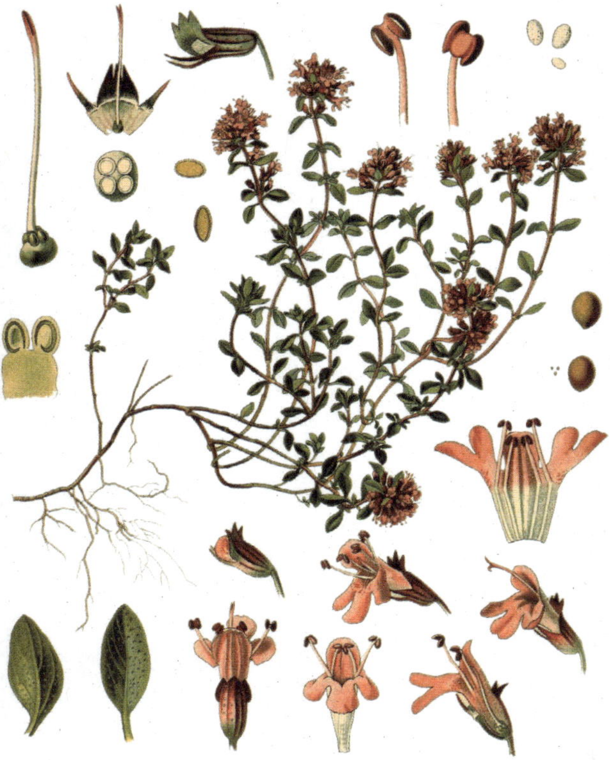

vulgaris

Thymian

Aller guten Dinge sind drei – in diesem Sinne gibt es gleich drei bei uns heimische Thymiane, die bei Erkältungen genutzt werden können: den *Echten Thymian (Thymus vulgaris)*, den *Wilden Thymian (Thymus serpyllum)* und den *Feld-Thymian (Thymus pulegioides)*. Der *Echte Thymian* enthält allerdings deutlich mehr ätherisches Öl als die beiden anderen und seine Wirkung ist daher am stärksten. Ist aber kein *Echter Thymian* zur Hand, eignen sich die beiden anderen durchaus auch.

Der Thymian ist der Menschheit schon sehr lange bekannt als ein gegen viele Krankheitserreger wirkendes Kraut. Bereits die Alten Ägypter haben ihn bei ihren Einbalsamierungen deshalb genutzt. Und das Verräuchern von Thymian war im Mittelalter üblich, um Seuchen abzuwehren. Lange noch wurde er auch von Hebammen bei und nach der Geburt eingesetzt, um Mutter und Kind vor Infektionen zu schützen.

Daher hat er auch den Namen „Mariabettstroh" erhalten. Ein Hinweis auf seine keimtötende Wirkung ist, wie so oft, auch sein wissenschaftlicher Name. Der erste Teil *Thymus* ist ein altgriechisches Wort und bedeutet Lebenskraft. Sie wird den Erkrankten durch den Thymian zurückgebracht. Der zweite Namensteil *vulgaris* zeigt hingegen an, dass der Thymian häufig anzutreffen ist, es bedeutet „gewöhnlich" oder „allgemein bekannt".

Auf jeden Fall ist Thymian das richtige Kraut, wenn es darum geht, den Körper bei Erkältungen und ähnlichen Infekten gut zu unterstützen. Gerade bei fest sitzendem, krampfartigem Husten, zähem Schnupfen oder bei Nasennebenhöhlenentzündungen kann Thymian eine große Hilfe sein.

»Thymian in Honig gekocht und getrunken
ist förderlich und nützlich denjenigen,
die das Keuchen und das schwere Atmen haben.«

Leonard Fuchs (Botaniker und Arzt, 1543)

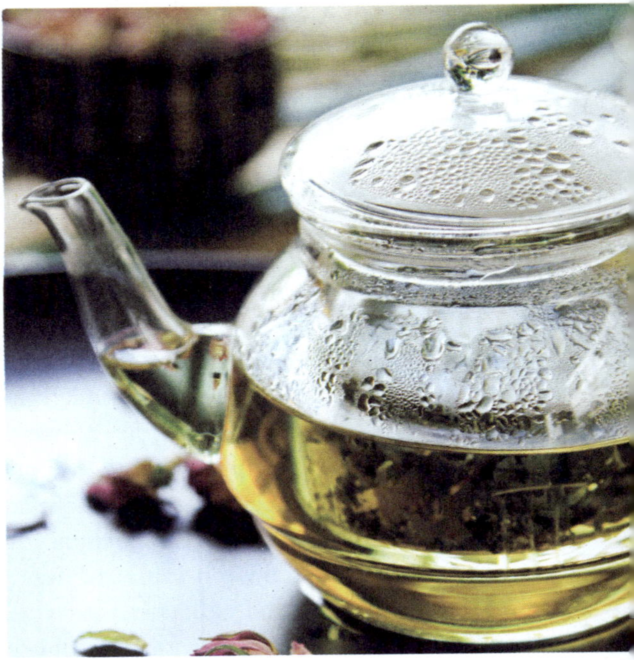

Thymus

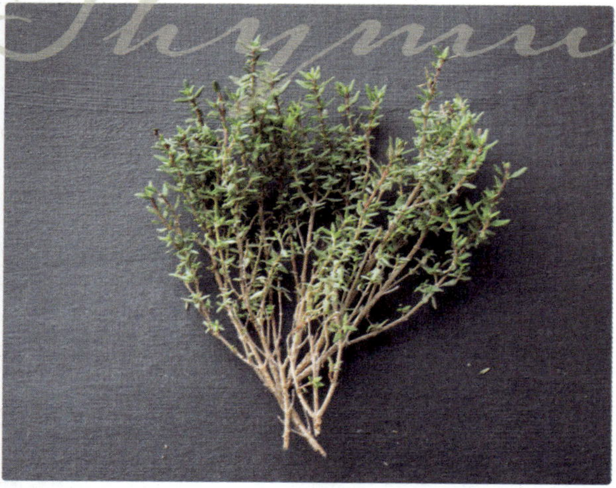

Thymian enthält ein wunderbares ätherisches Öl, das sich durch Inhaltsstoffe auszeichnet, die gegen Viren, Pilze und Bakterien wirken, sie können sogar Würmer und Insekten in die Flucht schlagen (was heutzutage glücklicherweise nicht mehr so bedeutsam ist). Doch das ist noch lange nicht alles. Thymianöl wirkt schleimlösend, entzündungshemmend, auswurffördernd, kann Hustenkrämpfe lösen, die Schleimhäute stärken und festigen und den Abtransport des Schleimes auch darüber fördern, dass es die Aktivität der feinen Flimmerhärchen in den Atemwegen anregt. Und es wirkt der Verengung der Atemwege entgegen. Das alles macht Thymian zu einem überaus geeigneten Unterstützer sowohl bei Erkältungen als auch bei deren Folgen wie z. B. akuter und chronischer Bronchitis und Nebenhöhlenentzündung. Auch Keuchhusten wird gemildert, da er die dahinterstehenden Muskelkrämpfe lindern hilft.

Thymian im Garten

Wollen Sie diesem pflegeleichten Heilkraut nicht vielleicht eine neue Heimat bieten? Sie gehen in der Natur immer mehr zurück, da sie gedüngte Böden (Landwirtschaft!) nicht gut vertragen. Sie blühen alle sehr hübsch und reichlich, der Wilde und der Feld-Thymian machen sich gut als Polster im Steingarten, der Echte Thymian wächst dagegen als aufrechter kleiner Strauch von bis zu 40 cm Höhe. Alle Thymian-Arten lieben mageren, kalkigen Boden, also mit wenig Nährstoffen. Nicht zu sauer und auch nicht zu nass sollte es für sie sein. Das klingt kompliziert – doch das ist es nicht. Thymiane sind anspruchslose Gesellen, nur viel Sonne muss man ihnen bieten.

Ernten werden Sie dann aber nur den Echten Thymian, er ist einfach der aroma-

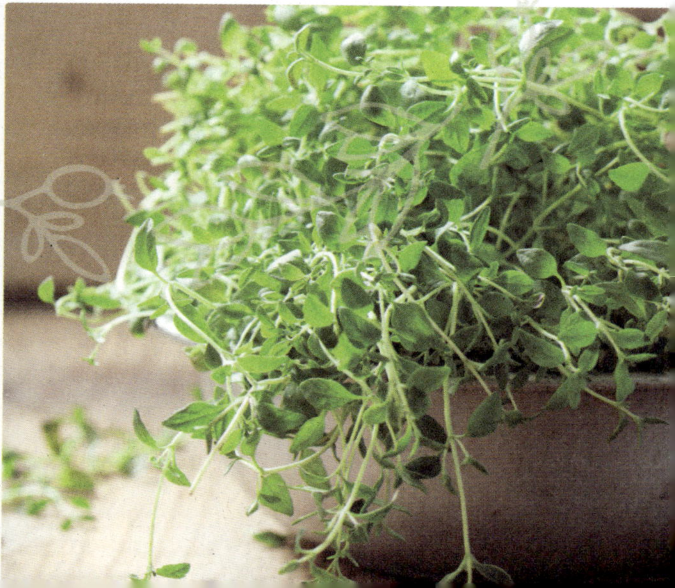

tischste der drei. Während der Blüte ist der Gehalt des ätherischen Öls am höchsten, dann sollten Sie seine Blätter, Blüten und jungen Stängel bei trockenem Wetter in der Mittagssonne sammeln und im Haus oder an einer luftigen Stelle im Schatten trocknen. So bleibt sein hilfreiches Öl gegen die unangenehmen Erkältungssymptome übers Jahr erhalten, bis Sie im nächsten Jahr erneut ernten können.

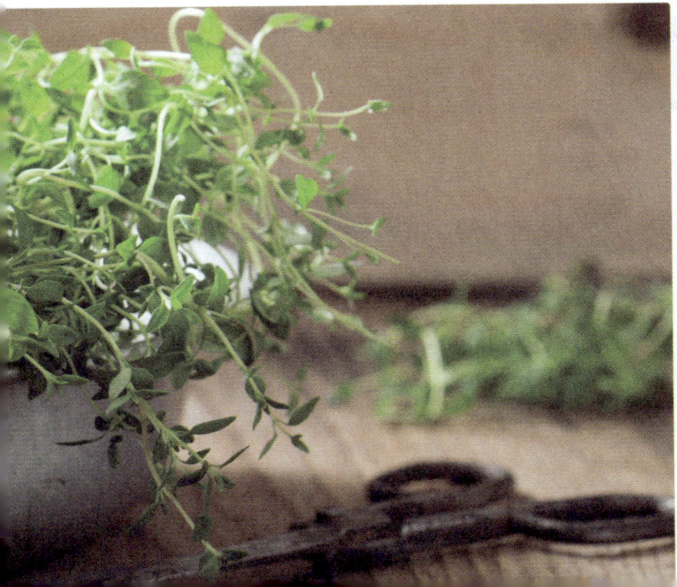

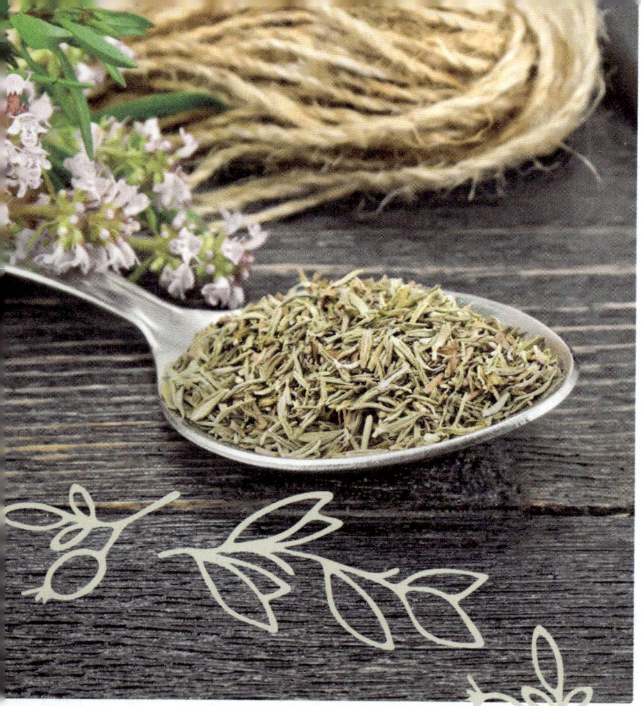

Thymian anwenden

Rezepturen mit Thymian sind nicht für den Dauergebrauch gedacht, sondern nur so lange, wie die Beschwerden bestehen. Sollte nach einer Woche keine deutliche Besserung der Symptome eingetreten sein, so sollten Sie bitte einen Arzt oder Heilpraktiker aufsuchen.

ACHTUNG! Thymian nicht anwenden bei Schilddrüsenüberfunktion, schweren Leberschäden und Bluthochdruck – vor allem nicht in hoher Dosierung und langfristig. Sprechen Sie am besten immer zuerst mit Ihrem Arzt, bevor Sie den *Echten Thymian* nutzen.
Auch in der Schwangerschaft und Stillzeit sollte das ätherische Öl nicht eingesetzt werden, denn es könnte eine Fehlgeburt auslösen.
Bei Kindern unter 18 Jahren und manchmal auch bei Asthmatikern kann das ätherische Öl des Thymians, wenn es eingeatmet wird, zur Verkrampfung der Muskulatur um die Atemwege herum führen (Bronchospasmus). Damit kann die Luft nur noch sehr schlecht in die Lungen gelangen – ein ernster medizinischer Notfall! In all diesen Fällen Thymian nicht einsetzen!

Thymian-Tinktur

Man braucht

- 50 g getrocknetes Kraut oder
  75 g frisches Kraut (klein geschnitten)
- 500 ml 40%-igen Alkohol
  (z. B. Wodka oder Rum)

Droht eine Erkältung oder ist sie schon in vollem Gange, lösen Sie von dieser Thymian-Tinktur ein- bis dreimal täglich 15 Tropfen in einem halben Glas Wasser und trinken es. Das Kraut in ein verschließbares Glas füllen und mit dem Alkohol übergießen, bis die Kräuter vom Alkohol bedeckt sind. Das Gemisch kräftig schütteln und für drei Wochen ins Dunkle stellen. Währenddessen täglich einmal schütteln. Nach dieser Zeit die Blättchen abfiltern und die Tinktur in dunkle Tropfflaschen füllen. Sie hält sich etwa zwei Jahre.

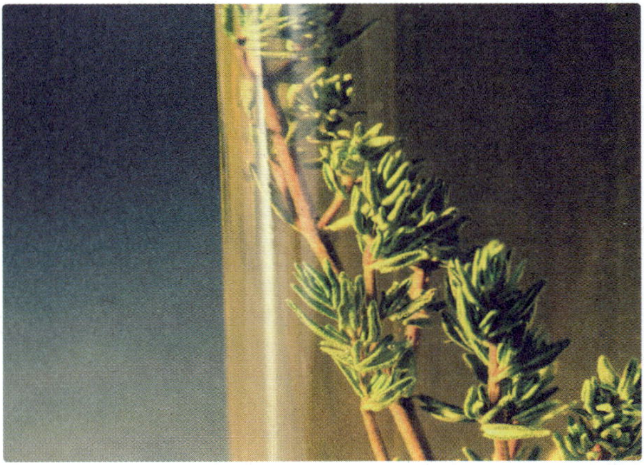

Gurgellösung

Man kann die Thymian-Tinktur auch zum Gurgeln gegen die Halsschmerzen einsetzen. Geben Sie dafür einen Esslöffel Thymian-Tinktur in ein kleines Glas lauwarmes Wasser und gurgeln Sie mit kleinen Schlucken damit, bis das Glas leer ist. Spucken Sie dabei das Gurgelwasser immer aus, denn alle Bakterien, die sich dabei im Hals gelöst haben, sollen ja raus und nicht in den Körper hinein.

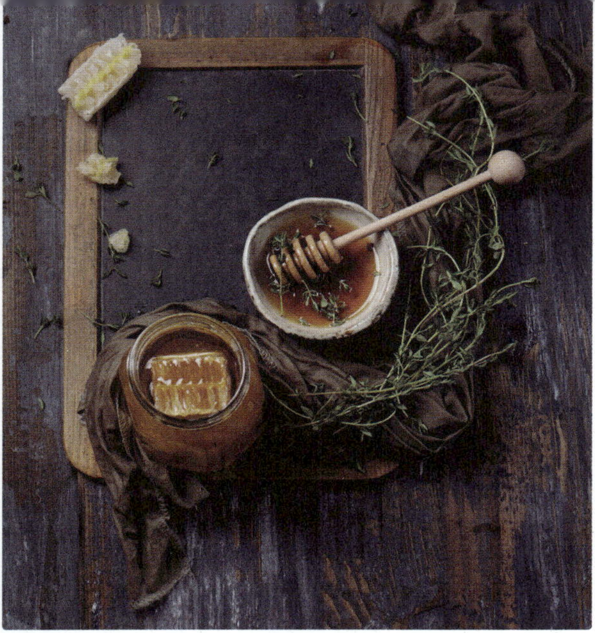

Thymian-Sirup aus Tinktur

Man braucht

- 75 ml Wasser
- 125 g Honig (Sorte nach Geschmack)
- 75 ml Thymian-Tinktur (S. 33)

Bei einer (nahenden) Erkältung, bei Husten oder Heiserkeit nehmen Sie davon dreimal täglich einen Teelöffel ein. Honig und Wasser unter Rühren leicht erwärmen, bis sie sich gut vermischt haben. Dabei sollte die zähe Masse jedoch nicht kochen. Die Mischung vom Herd nehmen und einige Zeit abkühlen lassen, sodass sie nur noch handwarm ist. Dann 75 ml Thymian-Tinktur einrühren, bis alles eine gleichmäßige Farbe angenommen hat, und in dunkle Flaschen abfüllen. Dieser Sirup ist etwa sechs Monate haltbar.

Thymian-Sirup aus frischem Kraut

Man braucht

- 80 g frischen, klein geschnittenen Thymian oder 50 g getrockneten Thymian
- 250 ml kochendes Wasser
- 200 g Honig (Sorte nach Geschmack)
- Saft von 1 Zitrone

Für die Anwendung bei Erkältung & Co. dreimal täglich einen Teelöffel Sirup schlecken. Den Thymian mit dem Wasser überbrühen und 15 Minuten abgedeckt ziehen lassen. Danach die Blättchen mit einem Kaffeefilter abseihen. Die Kräuter dabei kräftig auspressen. Den Sud mit dem Honig versetzen und 15 Minuten köcheln lassen. Den Zitronensaft hinzufügen, alles gut mischen und in saubere Flaschen abfüllen. Gekühlt hält sich dieser Thymian-Sirup ein halbes Jahr.

Thymian-Tee

Man braucht

- 1 Teelöffel Thymiankraut
- 250 ml kochendes Wasser

Bei Husten kann man den Tee mit Honig süßen. Und er ist auch als Gurgellösung bei Halsschmerzen geeignet. Den Thymian mit dem Wasser übergießen, zugedeckt zehn Minuten ziehen lassen. Pro Tag dreimal eine solche Tasse zügig trinken, allerdings am besten nicht am Abend, da Thymian auch leicht anregend wirkt.

Inhalieren mit Thymian

Man braucht

- 6 Tropfen ätherisches Öl auf 1 Liter heißes Wasser

Inhalationen sind immer dann sinnvoll, wenn es schon zu einer Verschleimung in Nase und Bronchien gekommen ist oder man „auf dem Weg dahin“ ist, also als präventive Maßnahme. Am Anfang einer Infektion können sie aber unangenehm sein, dann sollten Sie sie nicht durchführen. Das Wasser in eine Schüssel oder einen Inhalator geben und das ätherische Öl direkt in das Wasser träufeln. Dann hält man den Kopf

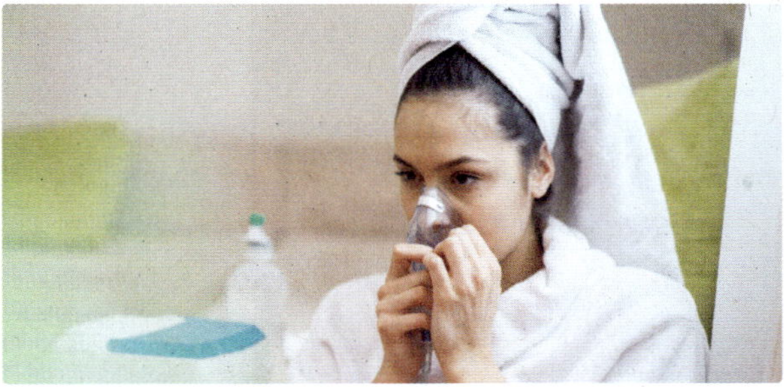

über die Schüssel, bildet mit einem großen Handtuch darüber eine Art Zelt und verhindert damit, dass der gesunde Dampf entweicht. Unter dem Zelt empfiehlt es sich, die Hände auf Augen und Wangen zu legen. Die heißen Dämpfe können reizen. Der Inhalator hingegen leitet die Dämpfe direkt zu Stirn, Nase und Mund. Man sollte die Dämpfe am besten durch die Nase einatmen. Ist das nicht möglich, darf auch durch den Mund geatmet werden. Dann jedoch im Verlauf des Inhalierens immer mal wieder versuchen, ob die Nase inzwischen frei geworden ist und – sobald als möglich – durch die Nase atmen.

Alternativ braucht man

- 2 Teelöffel getrocknetes Kraut auf 250ml heißes Wasser

Dabei gibt man am besten zuerst das Kraut in die Schüssel bzw. den Inhalator, gießt dann das heiße Wasser auf und inhaliert die aufsteigenden Dämpfe. Grundsätzlich sollten nur Erwachsene mit Thymian inhalieren, Kinder nicht (S. 31).

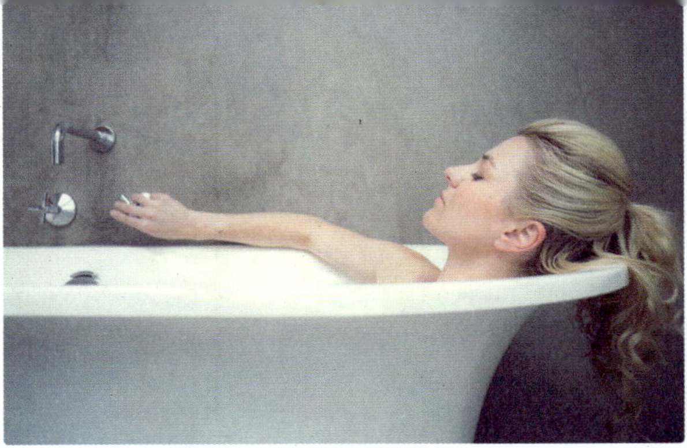

Thymian-Bad

Man braucht

- 150 g getrockneten Thymian
- 1 Liter siedendes Wasser

Das Bad sollte 36 bis 38°C haben, in einem warmen Badezimmer stattfinden und maximal 15 Minuten dauern. Das Kraut mit dem Wasser übergießen und zehn Minuten abgedeckt ziehen lassen. In der Zeit das Badewasser einlaufen lassen. Die Kräuter durch ein Sieb abfiltern, den Sud direkt zum Badewasser geben und einsteigen.

Machen Sie kein Vollbad, wenn Sie Fieber, Bluthochdruck, eine Herzschwäche oder großflächige Wunden haben!

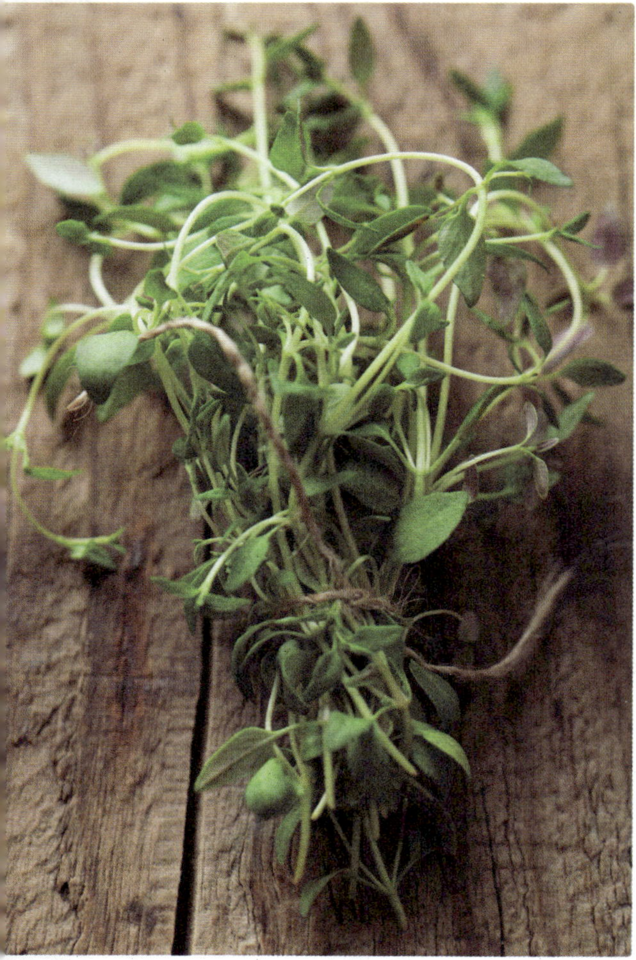

Thymian-Fußbad

Man braucht

- 1 knappe Handvoll getrocknetes oder ½ Handvoll frisches Thymiankraut
- 1 Liter siedendes Wasser

Das Kraut mit dem Wasser übergießen und zehn Minuten abgedeckt ziehen lassen. Dann abseihen, das Fußbad einlassen und den Sud direkt dazugeben. Das Fußbad sollte maximal 15 Minuten dauern. Anschließend warme Wollsocken anziehen, sich in eine warme Decke einkuscheln und ruhen.

Brustsalbe KokoThy

Man braucht

- 150 g natives Kokosöl
- 50 g frisches Thymiankraut
- 20 Tropfen ätherisches Thymianöl

Bei Erkältungen, Bronchitis und Husten die Brust und den Rücken je mit einer haselnussgroßen Menge einreiben, ein kleines Baumwolltuch auflegen und zugedeckt am besten im Bett ruhen und die Dämpfe einatmen. Fast „nebenbei" klappt das, wenn man sich abends vor dem Zubettgehen einreibt.

Kokosöl und Thymiankraut im Wasserbad mild erhitzen, bis das Kokosöl vollständig geschmolzen ist. Den Topf vom Herd nehmen und bei Raumtemperatur 24 Stunden stehen lassen. An den folgenden fünf Tagen jeden Tag nochmals sanft schmelzen und wieder abkühlen lassen. Am fünften Tag nach dem Schmelzen die Kräuter durch ein Sieb abfiltern, das Thymianöl hinzufügen und alles gut vermischen (für Kinder das ätherische Öl weglassen). Dann in Salbendöschen abfüllen, unter einem Leinentuch abkühlen lassen, damit die Restfeuchtigkeit entweichen kann, anschließend zugeschraubt im Kühlschrank aufbewahren. Diese Salbe hält sich so lange, wie das eingesetzte Kokosöl haltbar ist.

Thymus

Brustsalbe OliThy

Man braucht

- 100 ml Olivenöl
- 8 g Bienenwachs
- 40 Tropfen ätherisches Thymianöl

Diese Salbe ist im Kühlschrank etwa ein Jahr haltbar. Das Olivenöl und das Bienenwachs im Wasserbad sanft schmelzen. Während des Abkühlens das ätherische Thymianöl einmischen, bis es gleichmäßig verteilt ist. Dann die noch flüssige Salbe in kleine Döschen abfüllen und bis zum vollständigen Erkalten mit einem Tuch abdecken, danach zuschrauben.

Brustsalbe JoShThy

Man braucht

- 80 g Sheabutter
- 20 g Jojobaöl
- 40 Tropfen ätherisches Thymianöl

Zubereitung entsprechend OliThy (S. 43). Alternativ können auch 10 Tropfen Thymian-, 10 Tropfen Eukalyptus-, 10 Tropfen Fichtennadel- und 10 Tropfen Salbeiöl genommen werden.

Milde Thymiansalbe

Man braucht

- 50 g frisches
  oder 30 g getrocknetes Thymiankraut
- Olivenöl
- 8 g Bienenwachs

Auszugsvariante I

Den Thymian in einer Schüssel vollständig mit Olivenöl bedecken und im Wasserbad

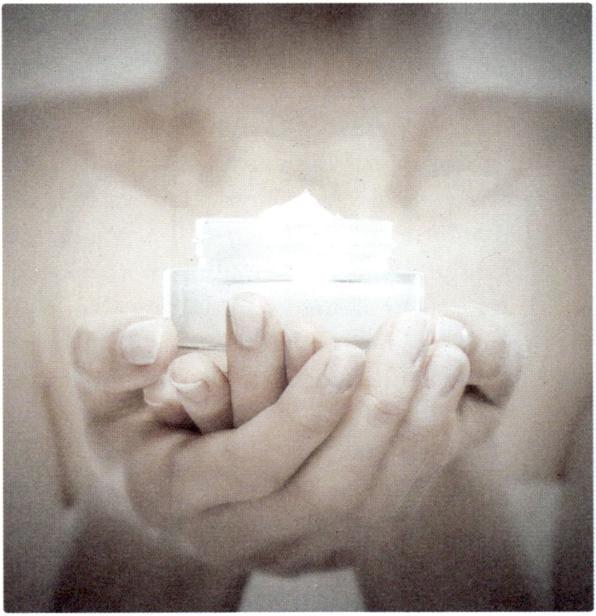

auf maximal 70 °C erhitzen, am besten dafür ein Thermometer in das Öl tauchen. Die Temperatur für 15 Minuten halten, dann den Topf vom Herd nehmen und das Gemisch über Nacht stehen lassen. Am nächsten Morgen das Kraut durch ein feines Sieb abfiltern.

Auszugsvariante II
Wer mehr Zeit hat, kann auf etwas schonendere Art einen Ölauszug herzustellen: Dafür schneidet man den Thymian klein, gibt ihn in ein Marmeladenglas und füllt mit so viel Olivenöl auf, dass das Kraut vollständig bedeckt ist. Diese Mischung lässt man vier Wochen an einem warmen, dunklen Ort stehen, schüttelt sie ab und an und filtert sie anschließend ab.
100 ml eines Thymian-Ölauszugs abmessen, das Bienenwachs hinzufügen, unter leichter Hitzezufuhr im Wasserbad das Wachs sanft schmelzen und gut in den Ölauszug einrühren. Die noch flüssige Salbe in Döschen füllen und bis zum Erkalten mit einem Tuch abdecken, dann die Döschen zuschrauben. Die Salbe ist etwa ein Jahr haltbar.

Bei Bronchitis und Erkältungen mehrmals täglich mit der Salbe auf Brust und Rücken einreiben. Ein kleines Baumwolltuch darüberlegen, warm halten und die aufsteigenden Dämpfe einatmen.

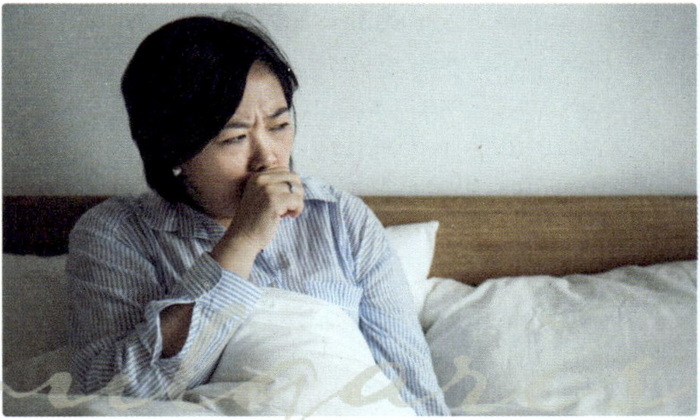

Brustwickel I

Man braucht

- 2 Teelöffel getrockneten Thymian
- 250 ml siedendes Wasser

Hilft gut bei zähem, trockenem Husten, der einfach nicht verschwinden will. Den Thymian mit dem kochenden Wasser übergießen und zehn Minuten abgedeckt ziehen lassen, dann abseihen. Den Sud auf Handwärme abkühlen lassen, ein Baumwolltuch damit tränken und das ausgewrungene Tuch auf die Brust legen. Mit einem weiteren, größeren Tuch abdecken, eine heiße Wärmflasche auflegen, gut zudecken und mindestens eine Stunde ruhen. Diesen Brustwickel macht man am besten an vier Tagen hintereinander einmal täglich. Dann bitte zwei Tage damit pausieren. Wenn die Symptome immer noch bestehen, kann man erneut mit vier Tagen Wickel beginnen.

Brustwickel II

Man braucht

- 12 Tropfen ätherisches Thymianöl
- 30 ml Olivenöl
- 1 großes Stofftaschentuch
- 1 Gästehandtuch
- 2 kleine Wärmflaschen

Die beiden Öle in eine Tropfflasche füllen und gut schütteln. 50 Tropfen der Ölmischung auf ein großes Stofftaschentuch geben. Das Stofftaschentuch einmal falten und in ein einmal gefaltetes Gästehandtuch einlegen. Das gefüllte Gästehandtuch zwischen den Wärmflaschen anwärmen. Dann die ölige Seite des Taschentuches auf die Brust und das angewärmte Gästehandtuch darauf legen, den Brustkorb mit einem weichen Wollschal umwickeln und, wenn es angenehm ist, die Wärmflaschen darüber legen. Den Körper gut zudecken und ruhen, bis der Wickel nicht mehr angenehm ist. Auch diesen Brustwickel macht man am besten an vier Tagen hintereinander einmal täglich. Dann bitte zwei Tage pausieren. Wenn die Symptome immer noch bestehen, kann man dann erneut mit vier Tagen Wickel beginnen.

Brustwickel nicht bei Kindern unter zwei Jahren anwenden!

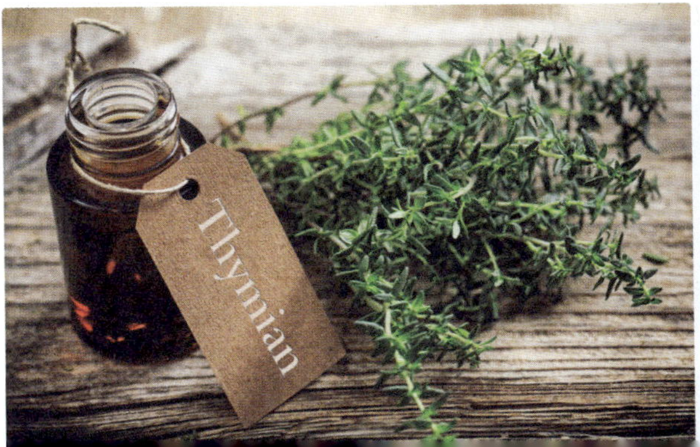

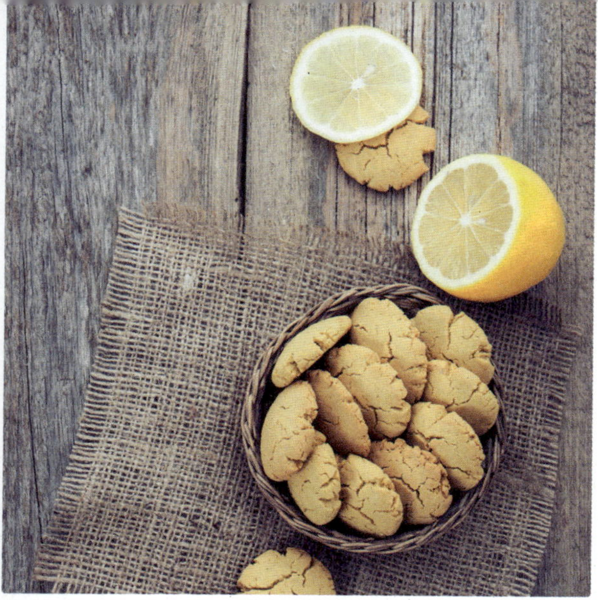

... und in der Küche?

Natürlich ist Thymian auch in der Küche nicht wegzudenken. Als geschmacksgebende Zutat zu Eintöpfen, Fleisch, Wurst oder auch Fisch und Gemüse ist sein Geschmack beliebt. Aber haben Sie schon mal Ihren Pfannkuchen mit Thymian verfeinert oder einen Cocktail statt mit der stets verwendeten Minze mit einem Zweiglein Thymian aromatisiert? Und ja, auch Süßes verträgt (ein wenig!) Thymian. Probieren Sie es aus!

Thymian-Kekse

Man braucht

- 200 g Butter
- 200 g Zucker
- 1 Ei
- 350 g Vollkorn-Dinkelmehl (812 od. 1050)
- ½ Teelöffel Salz
- ½ Teelöffel Abrieb einer Bio-Zitrone
- ½ Teelöffel gemahlenen Thymian

Butter, Zucker und Ei (alle Raumtemperatur) schaumig rühren. Mehl mit den Gewürzen vermengen, portionsweise zum Eischaum geben und weiterrühren. Nach Bedarf kneten. Aus dem Teig Rollen formen, deren Durchmesser den späteren Keksen entspricht. Die Rollen zwei Stunden im Kühlschrank durchziehen lassen, ca. ½ bis 1 cm dicke Stücke abschneiden, leicht flach drücken und auf ein mit Backpapier ausgelegtes Backblech legen. Bei 180 °C (Umluft) 10 - 15 Minuten backen. Abgekühlt schmecken die Kekse besonders gut mit etwas Butter.

Salvia of

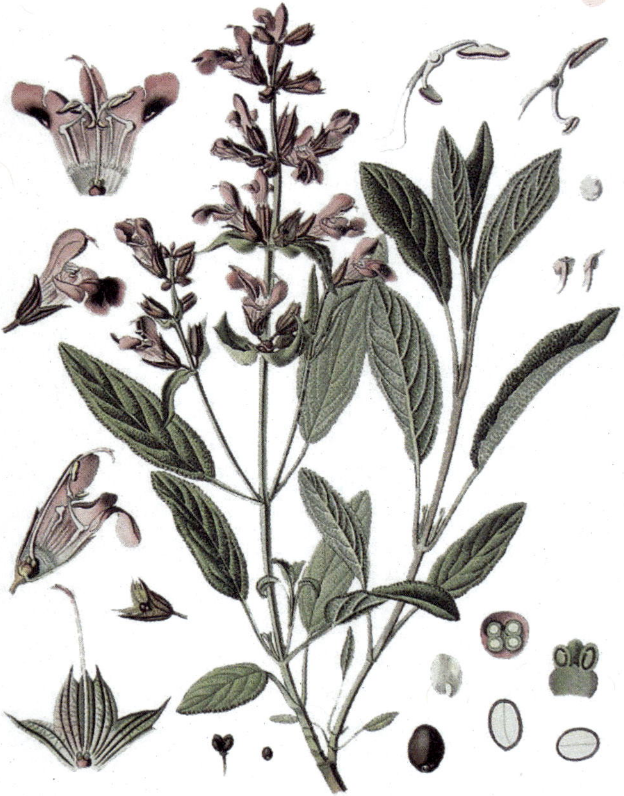

Salbei

In mittelalterlichen Kräuterbüchern heißt es vom Salbei, dass unter allen Stauden kaum ein anderes Gewächs zu finden sei, das dem Arzt, dem Koch, den Armen und den Reichen so zu Diensten sei wie er. Auch bei den alten Griechen galt Salbei als Sinnbild für das ewige Leben und den Römern war er sogar eine heilige Pflanze. Auf Sizilien sagt man noch heute sprichwörtlich: „Salvia sarva!“ – Salbei hält gesund!

Wie man schon hört, ist sein hiesiger Name dem ersten Teil seines wissenschaftlichen Namens *Salvia officinalis* sehr nahe. Er kommt aus dem Lateinischen und zeigt die Bedeutung der Pflanze: *salvus* heißt heil, unversehrt, gerettet oder eben gesund. Sein zweiter Namensteil hat indirekt eine ganz ähnliche Bedeutung, er weist darauf hin,

»Salbei ist lieblich im Geruch,
bedeutend an Kraft,
nützlich als Trank, hilfreich befunden
in den meisten Krankheiten.«

Mönch Walahfried Strabo (9. Jahrhundert)

dass Salbei schon vor Jahrhunderten in alten Apotheken sehr wichtig und im Register der Heilpflanzen eingetragen war.

Wir wollen uns hier aber nur der Wirkung des Salbeis bei Erkältungen widmen. Schon wenn man frische Blätter reibt und daran schnuppert, befreit das die Atemwege. Auch das getrocknete Kraut kann das. Wird Salbei gezielt eingesetzt, wie in den folgenden Rezepten, dann kann er noch viel mehr: Salbei enthält Inhaltsstoffe, die gegen Bakterien, Viren und Entzündungen wirken, die Schleimhäute stabilisieren, Schleim lösen und die Atemwege weiten können. So kann das Kraut helfen die Nase frei zu machen, das Abhusten zu erleichtern, Halsschmerzen und Heiserkeit zu lindern und nicht zuletzt kann es bei Stirn- und Nebenhöhlen- sowie bei Hals-Nasen-Ohren-Entzündungen und Lymphknotenschwellungen genau das Richtige sein. Und bei Halsschmerzen und Rachenentzündungen ist Salbei die absolute Nummer eins!

Nebenbei macht Salbei wach. Deshalb legte man früher gern Salbeiblätter in die Gesangbücher der Kirchen, damit während der Predigt niemand einschlief. Und auch in der Antike wusste man schon von dieser Wirkung: Die Schüler der großen Philosophen kauten Salbeiblätter während der Vorlesungen, um ihren Geist zu erfrischen und sich zu Weisheit zu verhelfen.

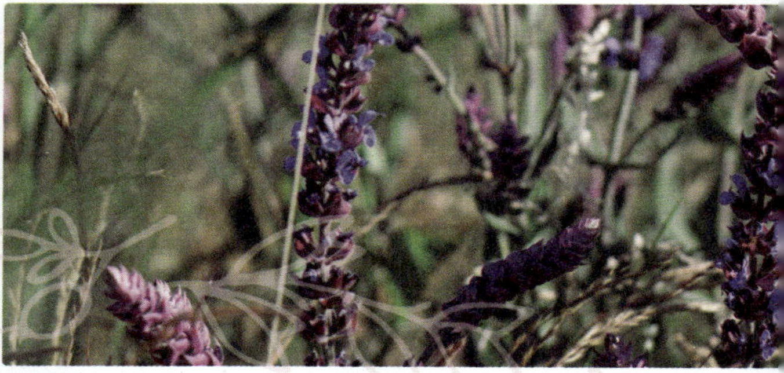

Salbei im Garten

Sich Salbei in den Garten zu holen, lohnt sich nicht nur für die Küche und als Arznei. Salbei ist auch eine Zierde für den Garten und ein echter Insektenmagnet. Blüht er, dann summt und brummt es beständig in dem Kraut, eine helle Freude für jeden Naturfreund! Letzteres gilt für viele Salbei-Arten, die es inzwischen bei uns zu kaufen gibt. Doch manche davon haben keine oder andere Heilwirkungen. Für die Rezepte in diesem Büchlein wird nur *Salvia officinalis*, der *Echte Salbei* genutzt. Will man selbst die Blätter ernten, muss man die Pflanze im

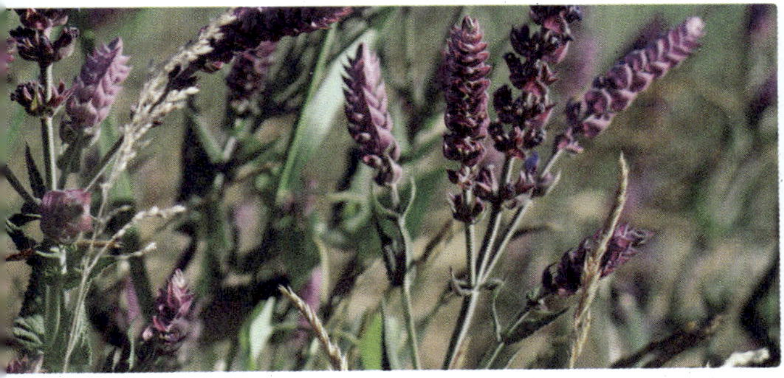

Garten haben, denn wild wächst Salbei bei uns nicht. Dann hat man es auch gut im Blick, wann die beste Erntezeit gekommen ist, nämlich bevor das Kraut zu blühen beginnt. Dann holt man sich die Blätter am besten zur frühen Mittagszeit bei trockenem, sonnigen Wetter. Im Schatten sollten die Blätter dann rasch getrocknet und als Ganzblatt luftdicht aufbewahrt werden.

Man kann Salbei übrigens auch gut im Topf ziehen, wenn man nur einen Balkon hat. Dabei ist es von Vorteil, ihm einen Tontopf zu geben, denn in Plastik wird es ihm leicht zu feucht. Ansonsten ist er anspruchslos.

Salbei anwenden

Salbei ist ein hilfreiches und starkes Kraut. Das bedeutet gleichzeitig, dass man davon auch zu viel bekommen kann. Manche der Inhaltsstoffe können in höherer Dosierung Krämpfe, Schwindel oder einen beschleunigten Herzschlag auslösen. Daher sollten pro Tag nur etwa vier bis sechs Gramm getrocknete (1 - 1,5 Teelöffel) bzw. sechs bis acht Gramm (2 - 3 Teelöffel) frische Blätter genutzt werden. Die Gesamtdauer der Anwendung sollte vier Wochen nicht übersteigen.

Gar nicht anwenden sollte man Salbei während der Schwangerschaft und Stillzeit. Er enthält hormonartige Verbindungen, die den Milchfluss beeinträchtigen und Wehen auslösen können. (Beim Abstillen kann er jedoch gut unterstützen.) Das Würzen mit Salbei ist davon ausgenommen, da die eingesetzte Salbei-Menge gering ist. Und auch das Gurgeln mit einem Salbei-Auszug ist ausdrücklich erlaubt, denn die Salbeilösung wird am Ende ausgespuckt.

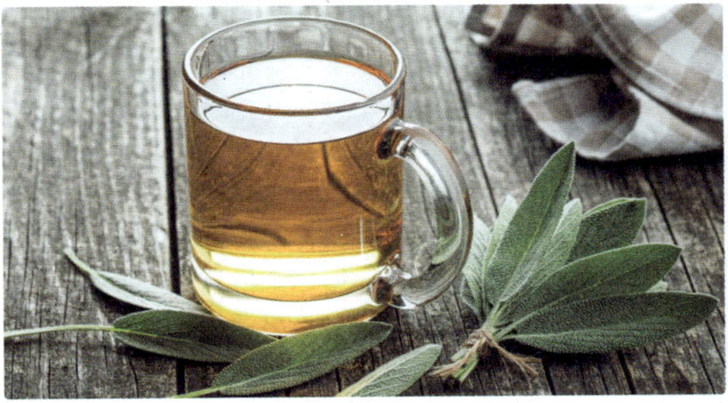

Salbeitee

Man braucht

- 1 Teelöffel getrocknete Salbeiblätter
- 250 ml Wasser

Bei Hals- und Mandelentzündung, Heiserkeit oder Reizhusten täglich zwei- bis dreimal eine Tasse trinken, höchstens jedoch über vier Wochen. Die Blätter in einen Teefilter geben und das Wasser zum Kochen bringen. Vom Herd nehmen, abwarten, bis es nicht mehr kocht, erst dann auf die Salbeiblätter geben. Nur zwei bis drei Minuten ziehen lassen und sofort schluckweise trinken.

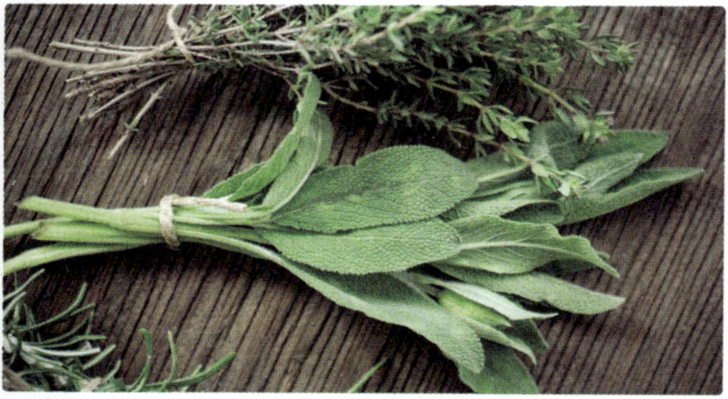

Gurgellösungen

Eine Gurgellösung mit Salbei kann ähnlich hergestellt werden wie der Tee. Man kann auch weitere Kräuter hinzufügen: Die Kombinationen von Salbei mit Kamillenblüten oder Thymian sind zum Gurgeln besonders empfehlenswert. Hierfür einen Teelöffel von jedem Kraut mit 250 ml gerade nicht mehr kochendem Wasser überbrühen und zehn Minuten ziehen lassen.

Alternativ kann man zum Gurgeln ätherisches Salbeiöl aus der Apotheke nutzen. Einfach drei bis vier Tropfen davon in ein

Glas warmes Wasser geben, kurz umrühren und direkt damit gurgeln.

Und es gibt noch eine Möglichkeit: Wenn ätherisches Öl aus Salbei hergestellt wird, entsteht auch immer Salbei-Hydrolat (Pflanzenwasser, erhältlich in der Apotheke). Auch das kann zum Gurgeln verwendet werden. Hierfür mischt man 1 Esslöffel Hydrolat, 250 ml warmes Wasser und eine gute Prise Salz – so lange, bis sich das Salz vollständig aufgelöst hat.

Salbei-Tinktur

Man braucht

- frische oder getrocknete Salbeiblätter
- 40%-igen Alkohol (z. B. Wodka)

Mit der Tinktur kann man die bei Erkältungen so häufig entzündeten Schleimhautstellen in Mund und Rachen bepinseln. Das kann zu einem deutlich schnelleren Abheilen verhelfen. Die Salbeiblätter zerkleinern, in ein Marmeladenglas füllen und mit dem Alkohol übergießen, sodass alle Blätter bedeckt sind. Diesen Ansatz sollte man drei bis vier Wochen warm stehen lassen und in der Zeit jeden Tag einmal schütteln. Danach wird die Tinktur abgeseiht und in dunkle Tropfflaschen gefüllt. **Die Tinktur eignet sich auch zum Gurgeln.** Dafür braucht man 1 Teelöffel Salbei-Tinktur und 1 Glas warmes Wasser, mischt die beiden Zutaten und gurgelt damit.

Wichtig!
Wenn Sie Halsschmerzen lindern oder dem Ausbruch einer Erkältung vorbeugen wollen, dann sollten Sie bei beginnenden Halsschmerzen stündlich gurgeln. Nur das ist erfolgversprechend. Besonders wichtig ist es, abends gründlich zu gurgeln, um in Mund und Rachen noch einmal „aufzuräumen", bevor man schlafen geht.

Salvia of

Alternativ kann bei einer Halsentzündung ein frisches Salbeiblatt über den Zeigefinger gespannt und damit der Mundinnenraum, Zahnfleisch und Zähne massiert werden. Oder man kaut einfach eine Weile auf einem Salbeiblatt und schiebt es dabei im Mund herum. Auch so werden Mund und Rachen desinfiziert und nebenbei das Zahnfleisch gekräftigt.

Salbei-Wein

Salbei-Wein stärkt den Körper nach überstandener Erkältungskrankheit. Dafür 30 g frische Salbeiblätter und -blüten mit einer Flasche Rot- oder Portwein übergießen, zwei bis drei Tage stehen lassen, abseihen und im Kühlschrank aufbewahren. Abends ein Likörgläschen davon genießen.

Inhalieren

Man braucht

- 3 Esslöffel getrocknete Salbeiblätter
- kochendes Wasser

Das Inhalieren mit Salbei ist besonders hilfreich bei Nasennebenhöhlenentzündung, verschleimter Nase und erkältungsbedingtem Kopfschmerz. Die Blätter in eine Schüssel oder einen Inhalator füllen und mit kochendem Wasser übergießen (S. 37).

Essig der vier Diebe

Man braucht

- 500 ml hellen Apfelessig
- 1 Esslöffel frische Salbeiblätter
- 1 Esslöffel Thymiankraut
- 1 Esslöffel Lavendelblüten
- 1 Esslöffel Rosmarinnadeln

Die Kräuter nach der Ernte einen Tag anwelken lassen, um ihren Wassergehalt zu

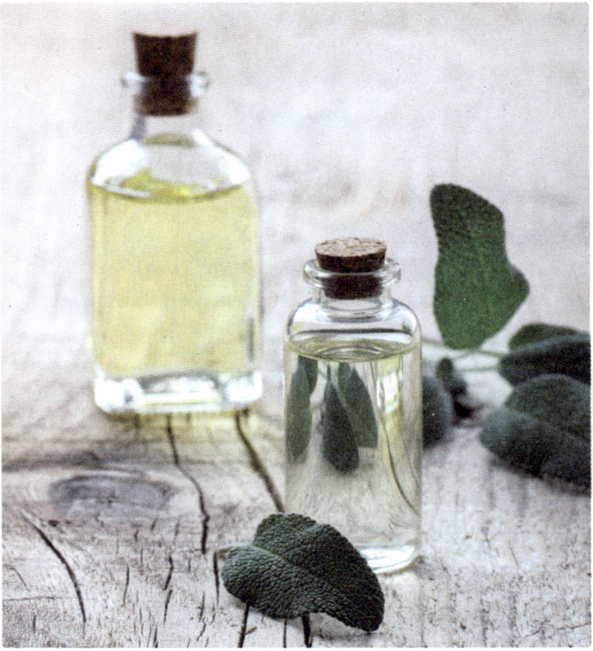

reduzieren. Am nächsten Tag alle etwas zerkleinern, in ein Marmeladenglas füllen und mit dem Essig übergießen. Zwei bis drei Wochen bei Raumtemperatur stehen lassen, täglich schütteln, abseihen, in Flaschen abfüllen und kühl lagern.

Wer möchte, kann der Grundmischung nach Geschmack noch Folgendes hinzufügen:

- 1 Esslöffel Minze
- ½ Stange Zimt
- 3 Nelken
- ½ grob zerbrochene Muskatnuss

Diesen Essig kann man als Würzessig zu Speisen geben. Auch zum Gurgeln kann er genutzt werden. Dafür 1 Esslöffel Essig und 1 Teelöffel Honig in ein Glas warmes Wasser mischen. Ebenso sind Einreibungen auf Brust und Rücken möglich, um die Durchblutung anzuregen und Entzündungen schneller abheilen zu lassen: Einen Waschlappen mit dem Essig tränken, Brust und Rücken zügig einreiben, anschließend warm zudecken.

Der seltsame Name des Essigs geht auf das Pest-Jahr 1630 in Toulon/Frankreich zurück. Damals plünderten vier Männer skrupellos Verstorbene aus. Sie wurden gefasst und wegen Leichenfledderei vor Gericht gestellt. Darauf stand die Todesstrafe! Die Richter versprachen den Dieben jedoch, dass sie mit dem Leben davonkämen, wenn sie preisgäben, was sie vor der Ansteckung geschützt habe. Sie verrieten, dass sie sich mit diesem Kräuteressig eingerieben hätten, und wurden tatsächlich in die Freiheit entlassen.

Salbeibonbons

Man braucht

- 1 Handvoll frischen Salbei (entspricht etwa drei Triebspitzen)
- *alternativ:* 2 Esslöffel getrockneten Salbei
- 100 g Zucker
- 1 Esslöffel Honig (Sorte nach Geschmack)

Bonbons lutschen regt die Speichelproduktion an und das damit verbundene Schlucken lindert den Hustenreiz. Natürlich kann man Salbeibonbons auch kaufen. Jedoch sollte man dann darauf achten, dass sie Salbeiextrakt – und nicht nur Aromen – enthalten. Ein Backblech mit Backpapier oder eine Schüssel mit kalten Wasser bereitstellen.

Den Salbei sehr fein schneiden und in einem Mörser zerquetschen. Den Zucker in einem Topf (am besten mit Ausgießer) schmelzen lassen. Wenn er beginnt braun zu werden, den Topf vom Herd nehmen, Salbei und Honig einrühren und das Gemisch in kleinen Portionen auf das Backpapier tropfen und dort erkalten lassen. Alternativ kann man den flüssigen Salbeizucker in eine Schüssel mit kaltem Wasser tropfen. Das ergibt runde Bonbons. Sie sollten dann aber schnell aus dem Wasser gefischt und abgetrocknet werden, sonst lösen sie sich darin auf. Die Bonbons anschließend in Puderzucker wälzen und in einem gut schließenden Glas aufbewahren.

Kulinarisches mit Salbei

Salbei ist eine beliebte Zutat in der mediterranen Küche: z. B. in Saltimbocca, Antipasti, Salbei-Käse, vegetarischen Ravioli ...
Wir stellen hier nur ein supereinfaches, schnelles und wirklich leckeres Essen vor:

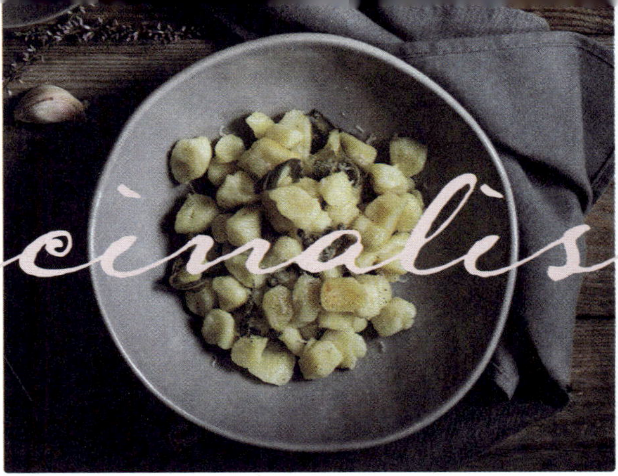

Nudeln oder Gnocchi in Salbeibutter

Dafür werden einfach ein paar frische Salbeiblätter in geschmolzener Butter kross „gebraten“ und die schon vorher gegarten Nudeln darin nochmals aufgewärmt – schnell fertig und so lecker!

Tipp: Grob geschnittenen Salbei und etwas Salz in zimmerwarme, weiche Butter einrühren, das Gemisch in Eiswürfelbehälter drücken und einfrieren. Ist die Butter hart gefroren, kann sie aus der Form gedrückt und die Würfel in einen Gefrierbeutel umgefüllt werden. Bei Bedarf in kleinen Portionen entnehmen.

Matricaria

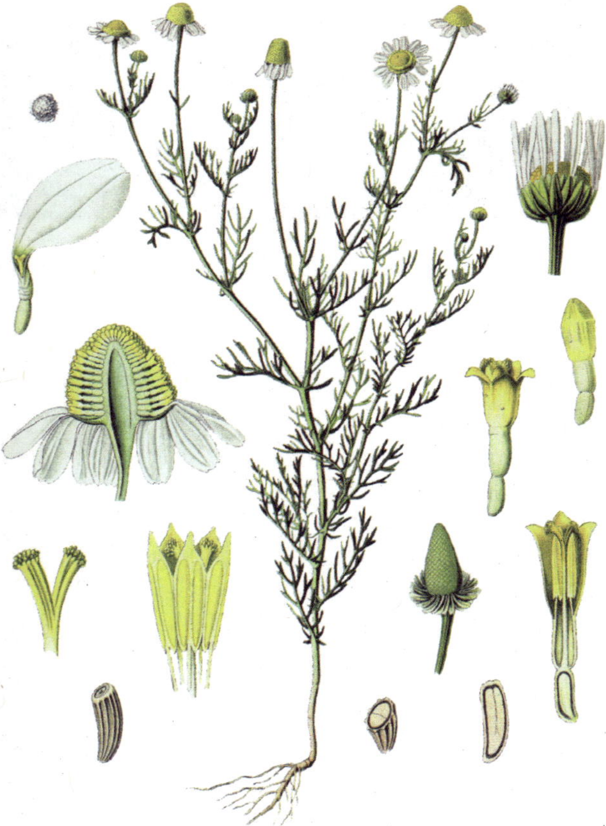

Echte Kamille

Jeder kennt sie, doch nur „Eingeweihte“ erkennen sie sicher in der Natur, denn sie hat viele Doppelgänger. Vor allem die *Geruchlose Kamille* und die *Acker-Hundskamille* – beide ohne Heilwirkungen – sehen der *Echten Kamille* zum Verwechseln ähnlich. Dabei ist es gar nicht so schwer, denn es gibt ein paar eindeutige Hinweise: Pflücken Sie eine Blüte und schneiden Sie sie in der Mitte längs auf. Wenn sie innen einen Hohlraum sehen, dann ist es die „Echte“. Außerdem ist der Duft der *Echten Kamille* intensiver als der ihrer wirkungslosen Verwandten. Das liegt natürlich an ihrem ätherischen Öl, das den „falschen“ Kamillen fehlt: Die *Geruchlose Kamille* riecht – wie ihr Name schon sagt – nur wenig kamilleartig und die *Acker-Hundskamille* riecht eher unangenehm nach Hunde-Urin.

»Die Kraft, das Weh im Leib zu stillen, verlieh der Herrgott den Kamillen.«

Heinrich Waggerl (österreichischer Heimatdichter)

Früher war die *Echte Kamille* ein wichtiges „Frauenkraut". Daher kommt wohl auch der erste Teil ihres wissenschaftlichen Namens *Matricaria chamomilla: Mater* bedeutet Mutter und *caria* heißt lieb. Auch ihre Volksnamen „Mägdeblume" und „Mueterchrut" zeigen den Bezug zu Frauen. Erstaunlich ist das nicht, hat die Kamille doch Inhaltsstoffe, die krampflösend wirken, und damit ist eine Besserung z. B. bei Menstruationsschmerzen naheliegend – ebenso wie bei krampfartigem Husten. Bei Erkältungen und ihren Folgen hat die Kamille aber noch viel mehr zu bieten: Sie beherbergt in ihren hübschen, kleinen Blüten ein buntes Potpourri an Stoffen, die z. B. entzündungshemmend sind, gegen Bakterien wirken, für alle Schleimhäute reizmildernd und befeuchtend sind und außerdem auch gegen ein überschiessendes Immunsystem helfen können.

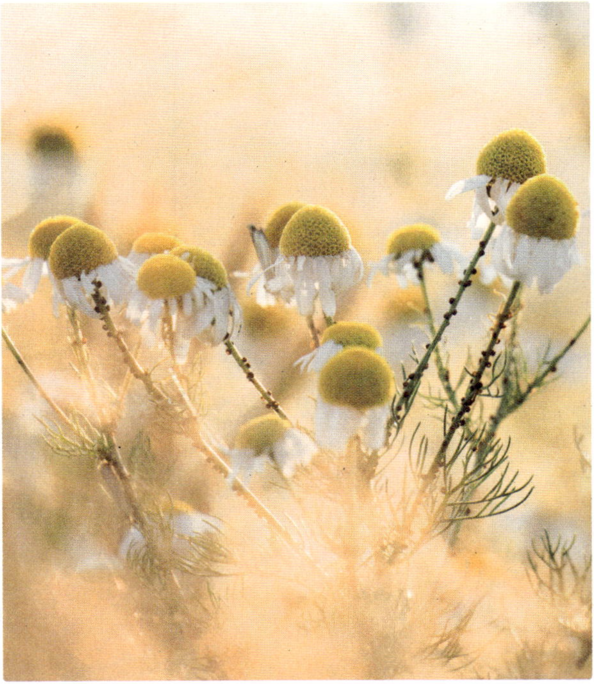

Besondere Wirksamkeit bei den unschönen Erkältungssymptomen haben das Inhalieren und das Gurgeln mit Kamille-Zubereitungen, daher finden Sie natürlich entsprechende Rezepte in diesem Kapitel.

Übrigens ...

... „Olle Kamellen", die so viel bedeuten wie „Schnee von gestern", haben nichts mit den Bonbons beim Kölner Karneval zu tun. Sie bezeichnen alte Kamillenblüten, die durch zu lange Lagerung ihre Duft- und Wirkstoffe verloren haben.

Die Echte im Garten

Kamille ist eine anspruchslose Pflanze, die viele ahnungslose Spaziergänger schnell als Unkraut abtun. Allerdings ist sie dennoch selten geworden, denn die Feldränder, an denen sie früher gerne wuchs, sind heutzutage zu stark gedüngt oder mit Unkrautvernichtern behandelt – da kann die Kamille nicht bleiben. Das heißt im Umkehrschluss, wenn Sie sie dort sehen, hat der Landwirt auf diesem Feld mit großer Wahrscheinlichkeit keine chemischen Mittel eingesetzt. Freuen Sie sich dann über das Stück unberührte Natur und die gesunden Lebensmittel, die dort angebaut werden.

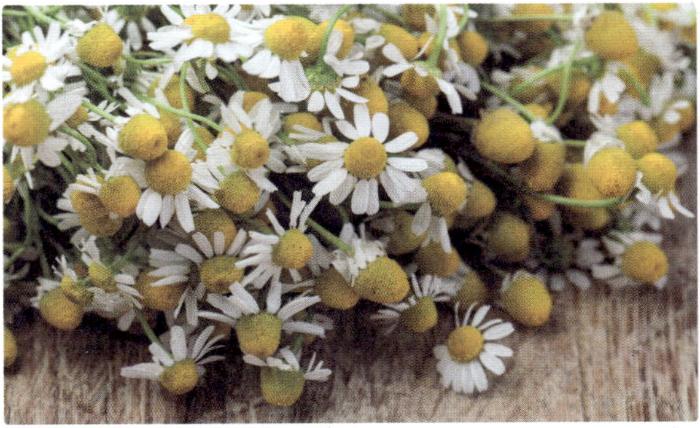

In einem naturnahen Garten kann man sich seine eigene Kamille gut ziehen. Die einjährige Pflanze sät sich gern selbst aus. Man darf sie im nächsten Frühjahr nur nicht „wegjäten", dann bleibt sie und steht im Sommer zur Ernte bereit: Von Juni bis August, etwa drei bis fünf Tage, nachdem die Blüten sich geöffnet haben, kann man sie bei trockenem Wetter sammeln und im Dunkeln rasch trocknen. Aufbewahren sollte man die getrockneten Blüten in einem gut schließenden Gefäß, denn die Blüten nehmen Feuchtigkeit gern wieder auf und schimmeln dann schnell.

Wenn Sie die Blüten nicht selber sammeln wollen, dann kaufen Sie sich getrocknete Kamillenblüten. Achten Sie dabei aber bitte auf Bio-Qualität, denn was nutzt die beste Heilwirkung, wenn Sie sich dafür eine Extraportion Entlaubungsmittel holen, die bei konventioneller Ware mancherorts gern kurz vor der Ernte eingesetzt werden? In Apotheken bekommen Sie hochwertige Ware.

Kaum eine andere Heilpflanze ist so intensiv erforscht und jahrhundertelang traditionell angewendet worden wie die Kamille. Und es kommen jedes Jahr weitere wissenschaftliche Erkenntnisse hinzu: Erst kürzlich hat man entdeckt, dass Kamille beruhigende und angstlösende Wirkungen auf das Gehirn hat. Na, da hätte man einfach nur mal die vielen Mütter fragen müssen, die ihren schreienden Kindern zur Beruhigung Kamillentee in das Fläschchen füllen. Die hätten – ganz ohne wissenschaftliche Untersuchungen – eine Menge dazu erzählen können ...

Matricaria

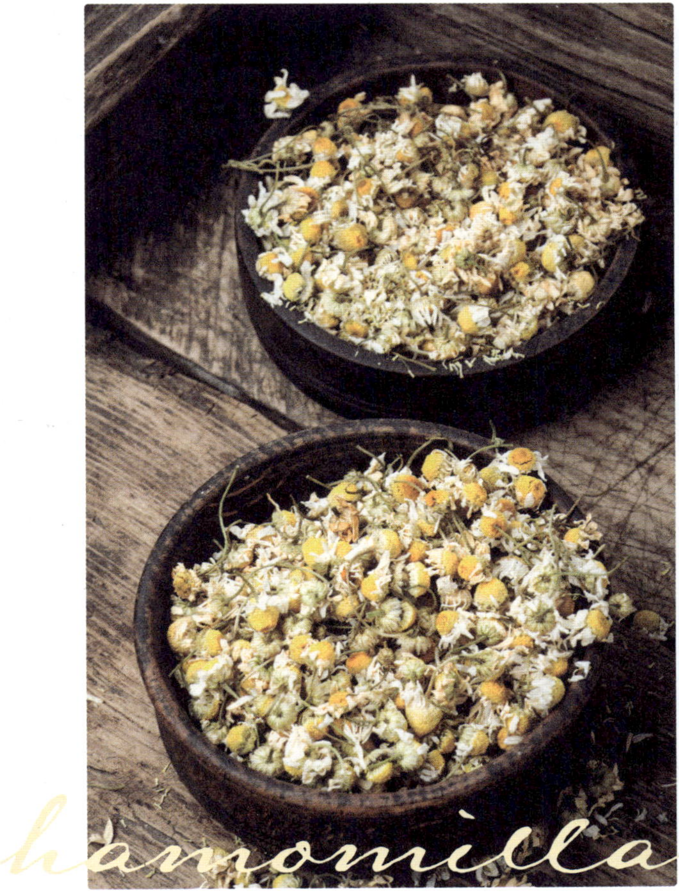
hamomilla

ACHTUNG! Kamille kann starke Allergien auslösen. Wer dazu neigt oder von sich weiß, dass er Kamille oder mit ihr verwandte Pflanzen (z. B. Margeriten, Sonnenblumen, Astern, Kornblumen u. a.) nicht verträgt, sollte Kamillenblüten nicht nutzen.
Meist ist die Verträglichkeit der Echten Kamille aber sehr gut. Wer unsicher ist, kann selbst einen Allergietest in der Ellenbeuge machen: Einen starken Kamillentee kochen, einen Wattebausch oder ein Taschentuch damit tränken und leicht auf die Haut in die Ellenbeuge pressen. Nach fünf Minuten abnehmen und die Stelle in der nächsten halben Stunde gut beobachten. Wird sie rot, juckt oder schwillt gar an, liegt eine Allergie vor. Dann die Hautstelle mit viel kaltem Wasser abwaschen und Kamille keinesfalls als Heilpflanze benutzen.

Kamillenblüten-Tinktur

Man braucht

- frische oder getrocknete Kamillenblüten
- 40%-igen Alkohol (z. B. Wodka)

Die Tinktur kann man zum Betupfen von entzündeten Schleimhautpartien im Mund nutzen. Ein Schraubglas zur Hälfte mit Blüten füllen und mit Alkohol übergießen, sodass sie vollständig davon bedeckt sind. Für drei Wochen an einem warmen, dunklen Ort ziehen lassen. Ab und an schütteln. Nach der Zeit die ausgezogenen Blüten mit einem Kaffeefilter abseihen und die fertige Tinktur in dunkle Tropfflaschen abfüllen.

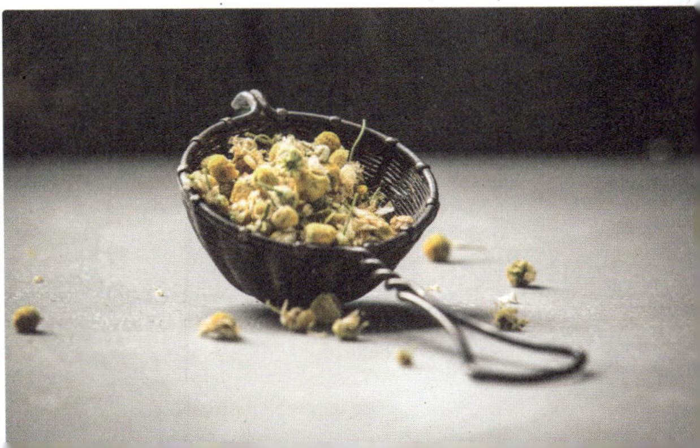

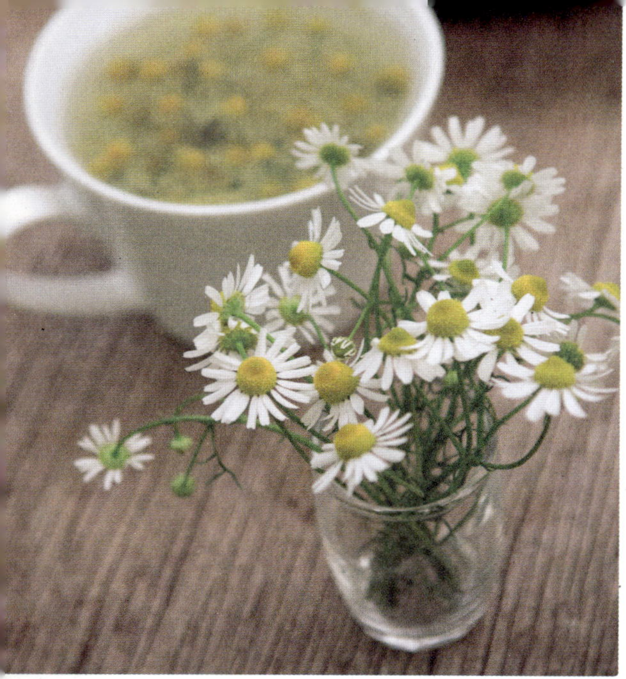

Gurgellösung

Man braucht

- 1 Esslöffel Kamillenblüten
- 250 ml kochendes Wasser
- 15 Tropfen Kamillen-Tinktur

Die Kombination aus Tee und Tinktur ist deshalb ganz besonders wirksam, da sich so alle hilfreichen Inhaltsstoffe der Kamille verabreichen lassen: Die Teile der Pflanze, die sich nur in Wasser und bei Hitze lösen, und die anderen Anteile, die Hitze nicht vertragen und sich deshalb nur in Alkohol lösen lassen.

Die Blüten mit dem Wasser überbrühen, abgedeckt zehn Minuten ziehen lassen, abseihen und auf Körpertemperatur abkühlen lassen. Im Anschluss daran die Kamillen-Tinktur dazugeben, umrühren und direkt damit gurgeln.

Inhalieren mit Kamille

Man braucht
- 1 bis 2 Esslöffel getrocknete Kamilleblüten
- 1 Liter kochendes Wasser

Die Blüten werden in eine kleine Schüssel gegeben und mit dem Wasser übergossen. Die Anwendung läuft wie schon auf Seite 37 beschrieben.

Man kann zum Inhalieren die Kamillenblüten auch mit Thymiankraut kombinieren (nicht bei Kindern!). Kamillenblüten lindern die Entzündung und Thymiankraut wirkt zusätzlich noch schleimlösend.

Dafür braucht man
- 1 Esslöffel Kamillenblüten
- 1 Teelöffel Thymiankraut

Inhalieren mit Kamille ist dann hilfreich, wenn Nase und Bronchien verschleimt oder die Schleimhäute trocken und krustig sind. Auch bei einer Nasennebenhöhlenentzündung kann die Kamilleninhalation hilfreich sein. Zu Beginn einer Infektion kann es sein, dass die Dämpfe Ihnen eher unangenehm sind, dann mit dem Dampfbad noch ein paar Tage warten.

Matricaria

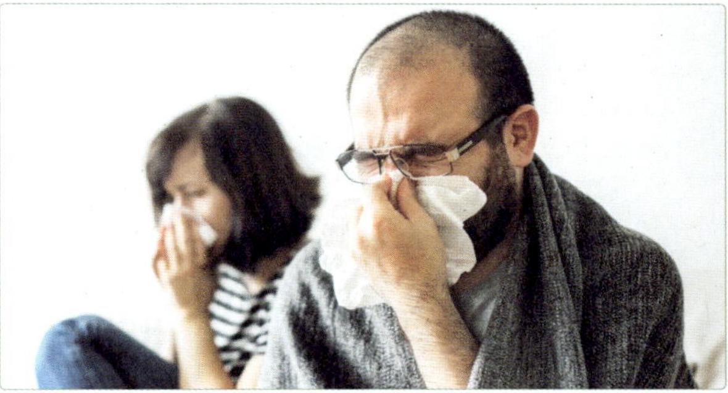

Blaues-Wunder-Nasenbalsam

Man braucht
- getrocknete Kamillenblüten
- Jojobaöl
- 40 g Sheabutter
- 1 Tropfen Chamazulen (aus der Apotheke)
- 4 Tropfen ätherisches Anisöl

Jeder kennt es: Hat man einen Schnupfen, ist ganz schnell die Haut an der Nase rot und rissig. Um das möglichst zu vermeiden, kann das „Blaue Wunder" auf und in die Nase gerieben werden, sobald ein Schnupfen sich ankündigt. Wenn die Nase bereits

wund ist, hilft die Wunder-Salbe bei der Heilung. Man kann die Salbe aber auch ohne Schnupfen anwenden. Sie ist prima dazu geeignet, die Nasenschleimhäute im Winter vor trockener Heizungsluft zu schützen. Entnehmen Sie dann einfach eine etwa stecknadelkopfgroße Menge der Salbe mit einem Wattestäbchen aus der Dose, schmieren Sie sie vorsichtig in die beide Nasenlöcher, holen Sie tief Luft, drücken Sie beide Nasenflügel von außen zusammen und reiben Sie dabei ein wenig, so als ob die Nase jucken würde. So verteilen Sie die Salbe in der inneren Nase.
Der übrig gebliebene Kamillen-Ölauszug kann übrigens noch andere gute Dienste tun, z. B. für die Schönheitspflege. Mit derselben Menge eines anderen Öls gemischt (z. B. Mandel- oder Aprikosenkernöl) kann sie als Körperöl benutzt werden – eine heilsame und edle Schönheitspflege!

Ein kleines Marmeladenglas zur Hälfte mit Kamillenblüten füllen, die dann mit Jojobaöl übergossen werden, bis alle Blüten gut be-

deckt sind. Das Glas verschließen und für zwei bis drei Wochen dunkel und bei Raumtemperatur stehen lassen (z. B. im Küchenschrank). In der ersten Zeit bitte täglich danach schauen, denn es kann sein, dass die Blüten das Öl so gut aufnehmen, dass noch mal vom Jojobaöl nachgegossen werden muss, damit die Blüten bedeckt bleiben. Ansonsten sollte in der Zeit der Ansatz ab und zu geschüttelt werden. Anschließend seiht man ihn durch ein Tuch ab und füllt ihn in dunkle Flaschen.
Lediglich 20 g davon werden für das „Blaue Wunder“ gebraucht: Unter häufigem Rühren werden sie zusammen mit der Sheabutter in einem Wasserbad sanft erwärmt, bis die Sheabutter geschmolzen ist. Dann aus dem Wasserbad nehmen und bei ruhigem Weiterrühren abkühlen lassen, bis eine cremige Konsistenz entsteht. Dann kommen noch Anisöl und Chamazulen (macht die Salbe blau) dazu. Alles gut mischen und schließlich in Döschen abfüllen. Bis zum vollständigen Erkalten mit einem Tuch abdecken und erst dann zuschrauben.

Mund- und Rachenspray

Man braucht

- 2 Teelöffel Kamillenblüten
- 50 ml Wasser
- 50 ml Kamillenblüten-Tinktur (S. 79)
- 2 Tropfen ätherisches Anisöl
- 2 Tropfen ätherisches Pfefferminzöl
- 2 Tropfen ätherisches Salbeiöl

Ein Mundspray ist gut geeignet, um es immer dabeizuhaben, falls die Halsschmerzen oder andere Erkältungssymptome einen unterwegs überfallen. Es kann aber auch helfen, wenn man das Inhalieren nicht mag oder Bonbons ablehnt. Und es ist ein gutes Mittel gegen den schlechten Atem, der bei Erkältungen ja leider auch häufig auftritt.

Die Kamillenblüten mit dem Wasser überbrühen, abgedeckt zehn Minuten ziehen lassen, abseihen und abkühlen lassen. Dann mit der Tinktur mischen, das Anis-, Pfefferminz- und Salbeiöl hinzufügen, gut schütteln, in ein Pumpsprayfläschchen umfüllen.

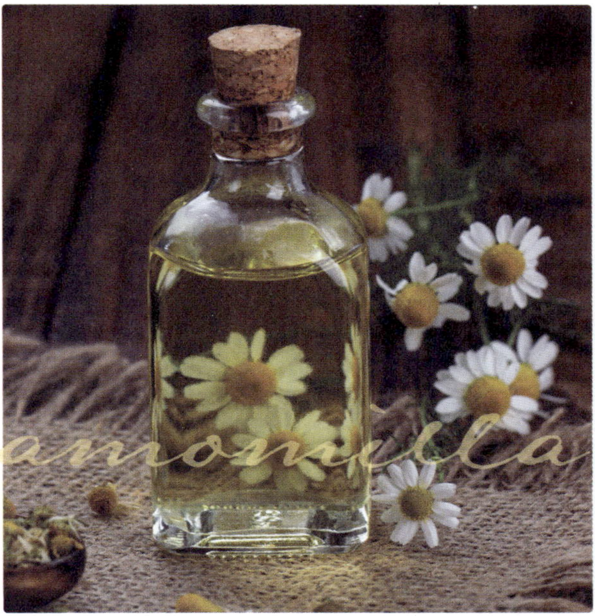

Wer den Geschmack nicht gut findet, kann einen Esslöffel Birkenzucker (Xylitol) in dem noch warmen Kamillenblütensud auflösen, bevor die Tinktur und die ätherischen Öle hinzugemischt werden. Dann ist das Spray allerdings nur kurz haltbar und sollte rasch aufgebraucht werden.

Plantago

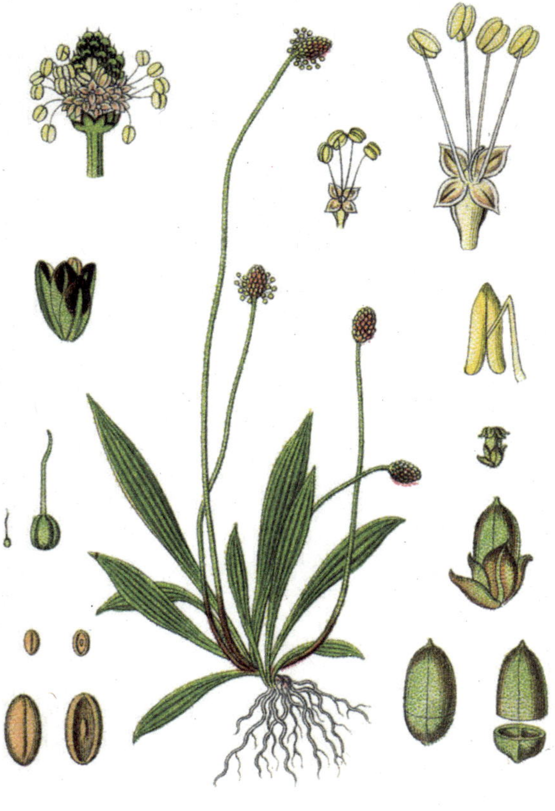

lanceolata

Spitzwegerich

Der Spitzwegerich ist der König des Weges! Seine Namensendung *-rich* geht auf das indogermanische *„rih"* zurück, das Herrscher bedeutet. Auch der Volksname „Wegtritt" zeigt, wohin er gehört: Festgetretene Erde ist genau der richtige Standort für ihn, er ist ein sagenhaft widerstandfähiges Kraut. Wenn man darauf achtet, findet man ihn auch in der Stadt (fast) überall, zwischen den Wegeplatten, im Rinnstein, immer dort, wo sich kleine Ritzen im Asphalt auftun, ist er bald da. Denn er verbreitet sich über Fuß- und Schuhsohlen, Tierpfoten und heutzutage auch Autoreifen. Erstere sind in seinem wissenschaftlichen Namen zu finden: *Plantago lanceolata.* Der erste Teil leitet sich von lateinisch *planta,* die Fußsohle, ab. Der zweite Teil bezieht sich auf die Lanzenform der heilkräftigen Blätter. Sie stehen in einer hochstehenden Rosette, aus deren Mitte sich fast den ganzen Sommer über langgestielte Blütenähren bilden.

»Mit Spitzwegerichsaft habe ich die schönsten Erfolge erzielt.«

Sebastian Kneipp

Seit Jahrtausenden wird Spitzwegerich als Heilkraut verwendet. Schon aus der Eisenzeit sind Belege dafür bekannt. Kein Wunder, unsere Vorfahren haben sicher beim Zerreiben der frischen Blätter die Kühle und Feuchtigkeit des Pflanzensaftes gespürt, die die entzündungshemmende Wirkung anzeigt, welche bei Erkältungen im Mund, Rachen und auf den Schleimhäuten so gut tut.

Dafür sind vor allem die Schleimstoffe des Spitzwegerichs verantwortlich. Sie sind es auch, die sich als schützender Film auf die Schleimhäute im Mundraum und Rachen legen und damit helfen, Halsschmerzen, Heiserkeit und Hustenreiz zu lindern. Darüber hinaus erleichtern sie das Abhusten und

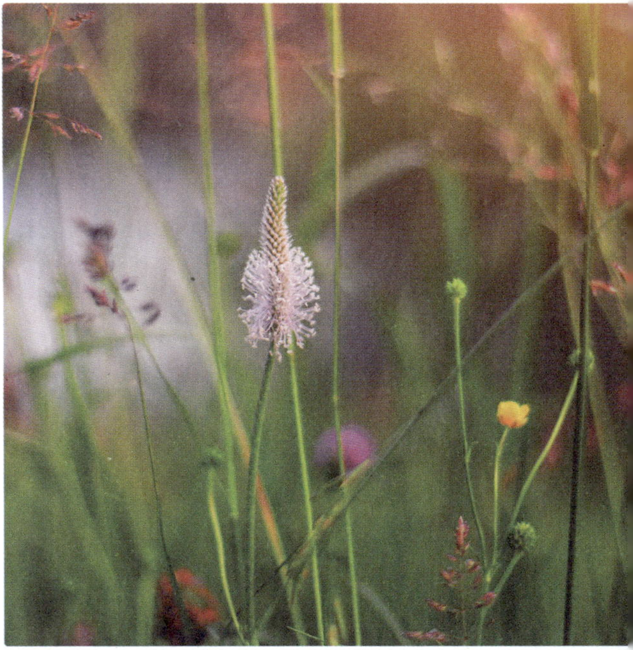

den Abtransport von Schleim. Andere Inhaltsstoffe der Blätter stärken die Schleimhäute und senken deren Anfälligkeit für Erreger aller Art. Noch mal andere wirken direkt gegen Bakterien und Pilze, und das so stark, dass Frischpflanzenpresssaft von

Spitzwegerich im Gegensatz zu vielen anderen Pflanzensäften kaum einmal zu schimmeln beginnt. Doch aufgepasst! Wenn man die antimikrobielle Wirkung haben möchte, muss man auf kalte Zubereitungen zurückgreifen (z. B. Frischpflanzensaft oder Kaltauszüge), denn die dafür zuständigen Stoffe werden von Hitze zerstört.

Darüber hinaus lässt Spitzwegerich noch das Immunsystem allgemein und im speziellen das Lungengewebe widerstandsfähiger werden – wen wundert es bei dieser trittfesten Pflanze!

Anbauen muss man den Spitzwegerich nicht, in den Garten kommt er von ganz allein. Wenn man einmal längere Zeit den Garten nicht gründlich pflegt, dann breitet er sich aus und bietet uns seine Heilwirkung an. Seine langen und recht glatten Blätter sind leicht zu ernten. Eine rundum unproblematische Heilpflanze, die man auch kaum verwechseln kann. Höchstens der Breitwegerich oder der Mittlere Wegerich könnten irrtümlich gesammelt werden, da sie sich jedoch in der Heilwirkung kaum unterscheiden, ist das auch nicht schlimm. Allerdings ist Letzterer in manchen Gegenden selten, dort sollte man ihn natürlich besser stehen lassen. Sollte man Spitzwegerich-Blätter selber sammeln, ist es gut, dies fernab von Landwirtschaft und viel genutzten Straßen zu tun, da dort die Pflanzen oft zu staubig oder – schlimmer noch – mit Verunreinigungen von Tieren belastet sind. Gesammelt wird vor allem im Mai und Juni bei trockenem Wetter, dann ist der Spitzwegerich noch nicht sehr bitter. Wenn Sie das nicht stört, kann er auch später im Jahr geerntet werden. Manche ernten ihn sogar noch im Winter unter dem Schnee!

Beim Trocknen ist der Spitzwegerich allerdings anspruchsvoller als andere Pflanzen. Seine Blätter dürfen dabei nicht schwarz

lanceolata

werden und daher ist es wichtig, sie schnell und luftig zu trocknen. Am besten man breitet sie einlagig auf einem Backblech aus und schiebt es bei 40 °C und leicht geöffneter Tür in den Ofen. Alternativ geht es im Dörrapparat, oder man legt die Blätter – vor Staub geschützt – im warmen Heizungskeller aus. Das getrocknete Kraut ist aber auch in jeder Apotheke zu bekommen, ebenso wie seine Zubereitungen als Sirup, Frischpflanzenpresssaft oder Lutschbonbons.

Spitzwegerich anwenden

Ein großer Vorteil des Spitzwegerichs ist, dass er so gut vertragen wird. Nebenwirkungen sind nicht zu befürchten. Als Tagesdosis werden immer wieder sechs Gramm (etwa 3 Esslöffel) getrocknete Blätter insgesamt genannt, daran sollte man sich halten. Leider liegen für eine Anwendung während der Schwangerschaft keine Erkenntnisse vor, daher sollten Schwangere auf die Nutzung des Spitzwegeriches besser verzichten.

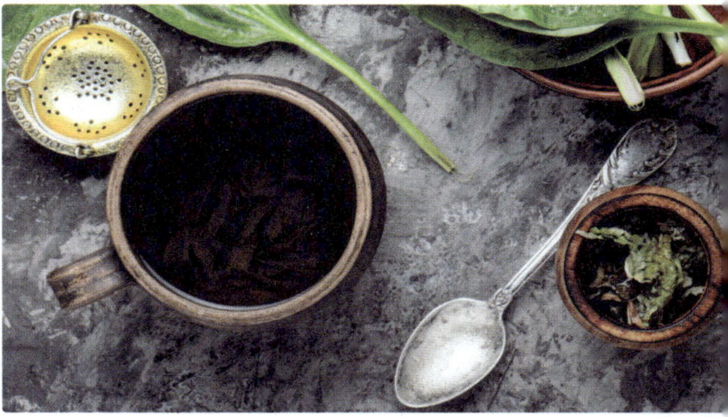

Spitzwegerich-Tee

Man braucht

- 2 Teelöffel getrocknete Spitzwegerich-Blätter
- 250 ml kochendes Wasser

Das Kraut mit kochendem Wasser überbrühen und zehn Minuten abgedeckt ziehen lassen, dann abseihen. Der Tee kann bei allen Arten von Husten eingesetzt werden. Um seine Wirkstoffe voll auszunutzen, sollte der Tee gut warm in kleinen Schlückchen getrunken werden.

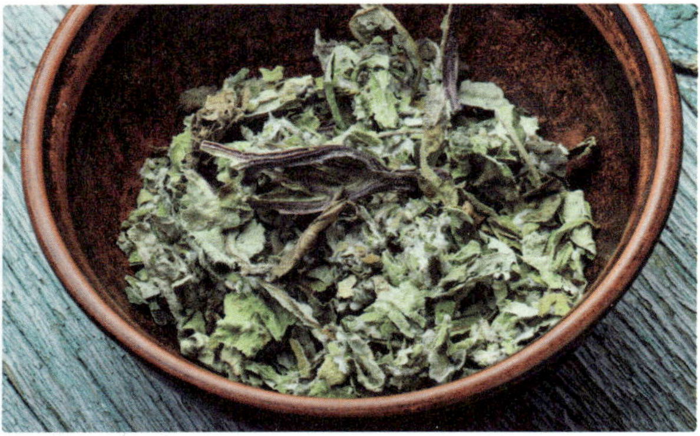

Kaltauszug

Man braucht

- 2 gehäufte Teelöffel getrocknete Spitzwegerich-Blätter
- 250 ml kaltes Wasser

Die trockenen Blätter mit dem Wasser übergießen, ein bis zwei Stunden abgedeckt ziehen lassen, abseihen und direkt trinken. Bei Erkältungen mehrmals am Tag eine Tasse trinken. Bei dieser Herstellung bleibt ein

Plantago

bestimmter hitzeempfindlicher Inhaltsstoff, der u. a. gegen Bakterien wirkt, erhalten (Aucubin). Dieser Kaltauszug ist daher gut bei anhaltendem Reizhusten und Heiserkeit oder auch zum Gurgeln geeignet.

Spitzwegerich-Sirup mit Honig

Man braucht

- 50 g frische Spitzwegerich-Blätter
- 500 ml Wasser
- 200 g Honig (Sorte nach Geschmack, Empfehlung: Waldhonig)

Die Spitzwegerich-Blätter waschen, vorsichtig abtrocknen und klein schneiden. Zusammen mit dem Wasser in einen Topf geben, kurz aufkochen, vom Herd nehmen und abkühlen lassen. Dann den Sud durch ein Tuch abfiltern und köcheln lassen, bis er auf die Hälfte eingekocht ist. Anschließend vom Herd nehmen, auf Handwärme abkühlen lassen und erst dann den Honig einrühren. In sterilisierte Flaschen abfüllen und bis zur Nutzung kühl lagern, dann bleibt der Sirup etwa ein Jahr haltbar. Bei Husten, Erkältung, Bronchitis, Heiserkeit und mehr täglich drei- bis fünfmal einen Teelöffel vom Sirup einnehmen. Man kann ihn direkt vom Löffel schlecken oder in einen lauwarmen (nicht heißen!) Tee einrühren.

Spitzwegerich-Honig

Spitzwegerich-Blätter klein schneiden und mit einem Nudelholz auf einem Holzbrett leicht quetschen. Ein großes Marmeladenglas damit zu einem Drittel befüllen, flüssigen Honig (Sorte nach Geschmack) dazugießen, bis das Glas fast voll ist. Zuschrauben und an einen sonnigen Ort stellen (z. B. Fensterbank). Die Blätter schwimmen nach einigen Stunden auf, daher das Glas täglich einmal umdrehen, damit sie wieder in Kontakt mit dem Honig kommen. Nach acht Wochen die oben schwimmenden Blätter mit einer Gabel herausnehmen, in ein Sieb geben, das auf das geöffnete Glas gelegt wird, damit der Honig noch von den Blättern abtropfen kann. Schließlich den Honig-Auszug in sterilisierte Flaschen füllen. Kühl und dunkel gelagert ist er etwa ein Jahr haltbar. Bei Husten, Halsschmerzen und Heiserkeit nehmen Kinder dreimal, Erwachsene drei- bis sechsmal täglich einen Teelöffel.

Erdkammerhonig

Man braucht

- 1 Teil frische, klein geschnittene Spitzwegerich-Blätter
- 2 Teile festen Honig nach Wahl

Für diesen Honig werden die Spitzwegerich-Blätter bei gleichmäßig kühler Temperatur fermentiert. Dafür wird in ein großes Marmeladenglas zuerst eine dünne Schicht Honig gegeben. Darauf werden zwei Schichten Spitzwegerich-Blätter gelegt und mit einem Löffel ein wenig an den Honig

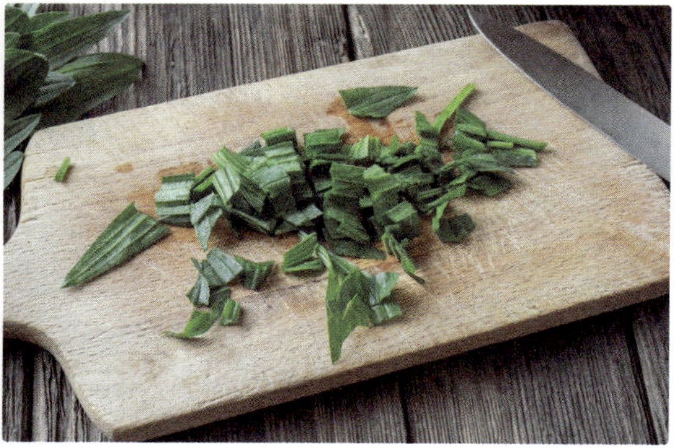

gedrückt, damit eingeschlossene Luft daraus entweichen kann. Dann wird wieder eine Schicht Honig aufgefüllt, die wiederum mit zwei Lagen Blättern überschichtet und etwas angedrückt wird – und so im Wechsel immer weiter. Man schließt mit einer dicken Schicht Honig ab. Bitte auf jeden Fall festen Honig nehmen, da sonst die Blätter mit der Zeit nach oben schwimmen und verderben. Das Glas wird fest verschlossen und in eine Plastiktüte gepackt, die mit einem langen Faden verknotet wird. Das Glas wird im Garten etwa 80 cm tief eingegraben, der Faden

Plantago

beim Zuschütten des Lochs bis an die Erdoberfläche geleitet und dort an einen Stock gebunden, damit man ihn später wiederfindet. Das Glas nicht im Kompost vergraben, dort wird es zu heiß.

Der Honig bleibt drei Monate im Erdreich, dann ist er reif. Beim Öffnen des Glases strömt ein wunderbar angenehmer Duft heraus. Dieser ungewöhnliche und aromatische Erdkammerhonig bleibt kühl gelagert etwa ein Jahr haltbar.

Bei Erkältungen & Co kann von ihm drei- (für Kinder) bis sechsmal (für Erwachsene) täglich ein Teelöffel geschleckt werden. Natürlich kann man ihn auch hin und wieder auf den Frühstückstisch stellen und auf Brot und Brötchen essen. Die Blätter im Honig sind sogar recht dekorativ. Wer sie nicht angenehm findet, kann sie entfernen, indem der Honig vorsichtig im Wasserbad auf maximal 40 °C erwärmt wird, bis er flüssig ist. Dann kann er durch ein grobes Sieb gegeben werden, das die Blätter auffängt. Der Honig wird dabei gleich in andere sterile Gläser abgefüllt.

Notfallhilfe am Wegrand

Bei Insektenstichen und kleinen Schnitt- oder Schürfwunden können Spitzwegerich-Blätter nicht nur ein Pflaster ersetzen, sie helfen auch gegen Juckreiz und Schwellung. Dafür muss man ein sauberes Blatt zwischen den Fingern so lange quetschen und rollen, bis Pflanzensaft heraustritt. Alternativ kann man das Blatt auch vorsichtig im Mund kauen. Dann legt man das gequetschte Blatt auf die verletzte Stelle und fixiert es mit einem intakten Blatt. Dieses „Wiesenpflaster“ sollte alle 30 Minuten erneuert werden. Alternativ kann man auch fortwährend Blätter quetschen und den Pflanzensaft immer wieder auf die verletzte Stelle tupfen. Wird man am Tag gestochen und behandelt den Stich auf diese Weise konsequent mit Spitzwegerich, ist meist am Abend schon nichts mehr davon zu sehen – sogar bei einem Wespenstich!

Diese Notfallhilfe kann auch bei plötzlich auftretenden Halsschmerzen eingesetzt werden. Einfach alle halbe Stunde ein oder zwei

Blättern kauen, sie gut einspeicheln und den Pflanzensaft herunterschlucken. Das ausgekaute Blatt kann ohne schlechtes Gewissen der Natur zurückgeben werden.

Spitzwegerich in der Küche

Frische junge Blätter und Blütenknospen vom Spitzwegerich schmecken nach Pilzen. Das kann man sich in der Küche zunutze machen: Mit etwas Spitzwegerich kann man einer Kartoffelsuppe, einem Eintopf, einem Kräuterquark, einem Omelett, einer Pesto oder sogar einem Brotaufstrich eine ganz besondere, ungewöhnliche und leckere Note geben. Bei einer Mahlzeit für vier Personen ist eine Handvoll Blätter ausreichend.

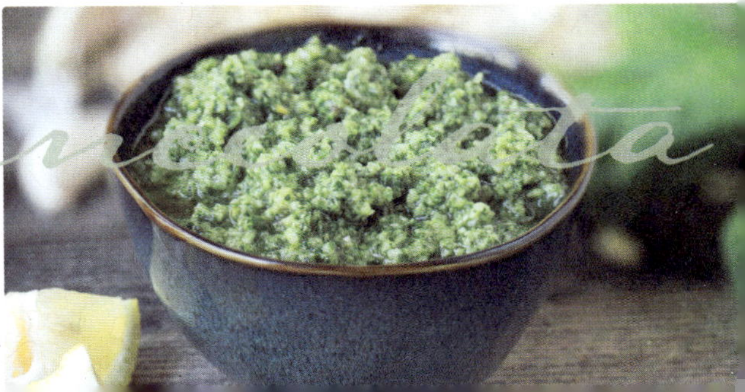

Glycyrrh

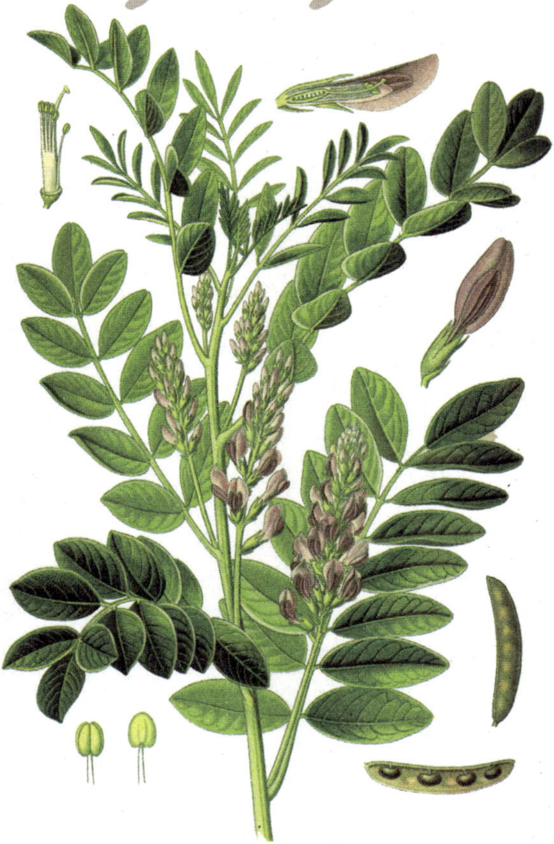

za glabra

Süßholz

Süßholz ist eine häufige Zutat in Hustenteemischungen. Manchmal liest man dazu, dass es „für den Geschmack“ mit aufgenommen würde. Ein Inhaltsstoff der Süßholzwurzel ist nämlich 50-mal süßer als Zucker, da wirkt sich diese Zutat natürlich geschmacklich stark aus. Das geht so weit, dass der Süßholzgeschmack für manchen als Synonym für Hustensaft schlechthin durchgeht. Doch das Süßholz nur als Geschmacksstoff zu betrachten, wird dieser wirkungsvollen Heilpflanze nicht gerecht. Sie kann bei Erkältungen und deren unangenehmen Symptomen auch alleine helfen. Ihr volkstümlicher Name Hustenwurz gibt da schon einen „Vorgeschmack“.

Das, was man Süßholz nennt, ist in Wirklichkeit kein Holz, sondern kommt aus der Wurzel der Süßholz-Pflanze. Man erntet sie im

»Süßholz ist von gemäßigter Wärme und verschafft dem Menschen eine klare Stimme, wie immer es gegessen wird.«

Hildegard von Bingen

Herbst von mindestens drei Jahre alten Pflanzen. Allerdings nimmt man dafür nicht ihre dicke Pfahlwurzel, das würde die Pflanze umbringen, sondern das sich darum herum mehrere Meter ausdehnende Wurzelwerk aus Nebenwurzeln wird geerntet. Geschält (schmeckt besser!) oder ungeschält werden diese Wurzeln getrocknet und zerkleinert und kommen als „Süßholz" auf den Markt – einfach, weil es so sehr nach Holz aussieht. Da der süße Geschmack der Wurzel vorherrscht, findet er sich auch im wissenschaftlichen Pflanzennamen wieder: *Glycyrrhiza glabra* – *glykys* und *rhiza* sind altgriechische Worte und bedeuten „süße Wurzel", *glabra* geht hingegen auf das Lateinische zurück und bedeutet unbehaart. Aber gehen wir mal weg davon, dass Süßholz das Leben

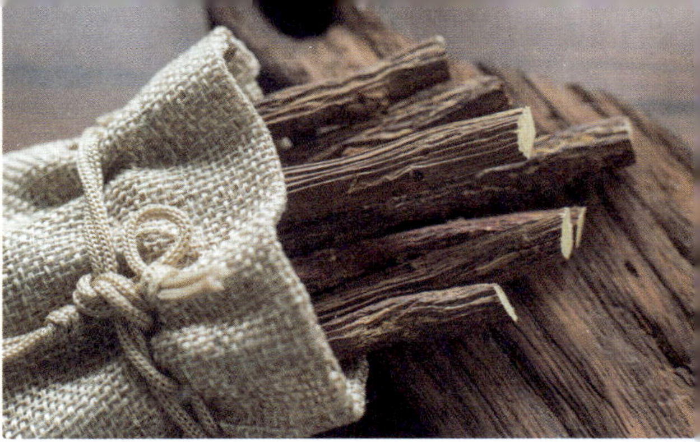

versüßen kann! Denn Süßholz enthält Inhaltsstoffe, die krampf- und schleimlösend, entzündungshemmend, gegen Viren, Pilze und Bakterien sowie auswurffördernd wirken und gleichzeitg die Schleimhaut mit einem schützenden Film überziehen. Daher kommt es, dass Süßholz im Hustentee ist, denn es kann bei Husten mit Auswurf, Heiserkeit und Katarrhen der Atemwege sehr hilfreich sein.

Schon Dioskurides, ein griechischer Arzt aus dem 1. Jahrhundert n. Chr., beschrieb die erfolgreichen Anwendungen der Süßholzwurzel bei Husten, Heiserkeit, Asthma und Brustbeschwerden. Auch Hildegard von Bingen verwendete die Wurzel bei Husten, Brustschmerzen und Lungenleiden.

Übrigens ...

... durch Auskochen der getrockneten Süßholzwurzel in Wasser und anschließendes Eindicken des Sudes wird Roh-Lakritz gewonnen.

... als Charlie Chaplin in dem Film „Goldrausch“ seinen Schuh aß, kaute er auf Lakritz, aus dem diese Requisite gemacht worden war.

... die Süßholz-Süße ist ganz und gar ungefährlich für die Zähne und erzeugt kein Karies! Leider gilt das natürlich nicht für die herkömmliche Lakritze, der jede Menge Zucker zugesetzt wird. Schade, nicht wahr?

... durch das Kauen von Süßholzwurzel-Stückchen können Sie sich das Zähneputzen ersparen. Die Fasern wirken wie eine Bürste und befreien die Zähne vom Belag.

... Süßholz wird auch in Deutschland angebaut: Im oberfränkischen Bamberg gibt es eine „Süßholzgesellschaft“, die den Anbau und ein Museum dazu betreibt.

... der Ausspruch „Süßholz raspeln“ steht für: jemandem schmeicheln, übertriebene Komplimente machen, nach dem Mund reden. Oder auch zartes Liebesgeflüster wird damit umschrieben. Früher wurden die geraspelten Wurzeln als alleiniges Süßungsmittel eingesetzt und sie waren – im Gegensatz zu Zucker heute – richtig teuer. Hat man jemandem also etwas Süßholz-Süßes zum Essen angeboten, deutete man damit an, dass einem derjenige etwas wert war, so schmeichelte man ihm. Man raspelte also Süßholz, um jemanden gefällig zu sein – damit dieser dem edlen Spender wiederum in Zukunft gut gewogen sein sollte.

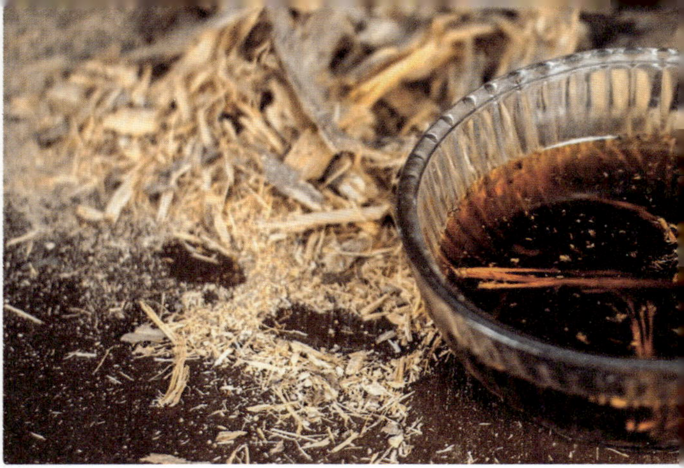

Süßholz anwenden

Die bei der Ernte gewonnen kleinen Wurzelstückchen können direkt in den Rezepten eingesetzt werden. Sie können aber auch vermahlen, also weiter zu Süßholz-Pulver verarbeitet werden. Dafür kann man die Süßholzwurzel-Stückchen mit einer elektrischen (Kaffee-)Mühle mahlen oder gleich schon gemahlen kaufen. Eine weitere Alternative, um an die Heilkraft des Süßholzes zu kommen, ist Lakritz. Davon gibt es spezielles, hochkonzentrierter Heillakritz, das man in der Apotheke kaufen kann. Es darf keinesfalls mit der Süßigkeit Lakritz verwechselt werden und schon gar nicht Kindern gege-

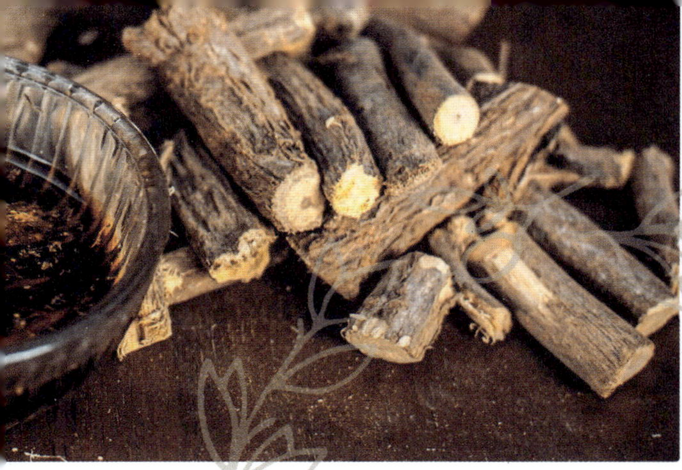

ben werden! Der Tee ist jedoch die gebräuchlichste Zubereitung der Süßholzwurzel bei Bronchitis, Husten und Halsweh.

Süßholz-Tee

Man braucht

- 1 gestrichenen Teelöffel zerkleinerte Süßholzwurzel
- 150 ml kochendes Wasser

Die Wurzelstückchen mit dem Wasser übergießen, abdecken und 15 bis 20 Minuten ziehen lassen. Drei- bis fünfmal täglich eine Tasse nach den Mahlzeiten trinken.

Anti-Husten-Teemischung

Man braucht

- 20 g zerkleinerte Süßholzwurzel
- 10 g Spitzwegerichblätter
- 10 g Thymian
- 10 g Isländisch Moos

Alle Kräuter gut vermischen. Für eine Tasse Tee einen gehäuften Teelöffel der Mischung mit kochendem Wasser übergießen, abdecken und 10 bis 15 Minuten ziehen lassen. Mehrmals täglich eine Tasse trinken.

Süßholz-Honig

Man braucht

- ½ Teelöffel Süßholzwurzel-Pulver
- 1 Teelöffel Honig

Pulver und Honig frisch vermischen. Diese Süßigkeit in Erkältungszeiten dreimal am Tag schlecken. Da geht es Einem doch schon allein durch die erlaubte Leckerei besser.

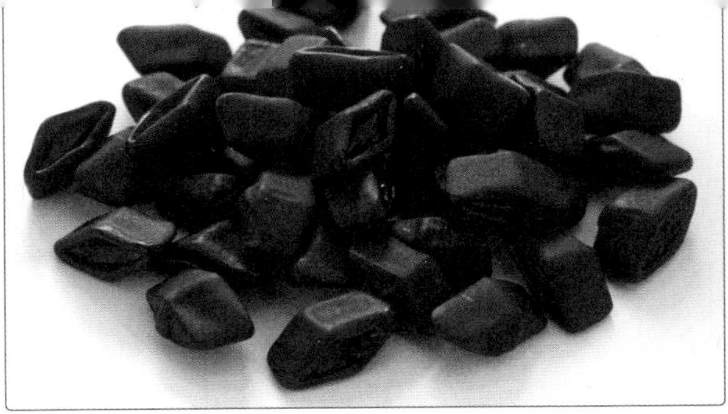

Stark-Lakritz

Lakritze, das zu Heilzwecken gegessen wird, sollte zusätzlich *Salmiak (Ammoniumchlorid)* enthalten, da dieser auswurffördernd ist. Bitte beachten Sie bei Heillakritz unbedingt die auf der Packung angegebene Höchstverzehrmenge. Durch das Lutschen der Salmiaklakritz wird der Mund- und Rachenraum mit einer schützenden Schleimschicht überzogen, Außerdem entwickelt sich vermehrt Speichel und es wird häufiger geschluckt. Das macht die Halsschmerzen erträglicher und hilft, den Hustenreiz zu mildern. **Doch Achtung! Keine Eigenmedikamentation mit Heillakritz für Kinder!** Fertigpräparate aus der Apotheke, die auch für Kinder freigegeben sind, können nach der angegebenen Dosierungsanleitung genutzt werden.

Zu viel Süßholz ist ungesund!
Mehr als 200 – 600 mg von dem süßen Stoff der Süßholzwurzel (Glycyrrhizin) darf man am Tag nicht zu sich nehmen. Sie sind enthalten in 5 bis 15 g der getrockneten Wurzel (1 Esslöffel entspricht etwa 7,5 g). Das Bundesinstitut für Risikobewertung empfiehlt bei längerer Anwendung nur 100 mg pro Tag. Sie sollten also Ihren Lakritz- und Süßholz-Verbrauch im Auge zu behalten und immer wieder damit pausieren. Die Anwendungsdauer sollte auf vier bis sechs Wochen beschränkt bleiben, sonst drohen Bluthochdruck, Wassereinlagerungen im Gesicht und an den Füßen und das körpereigene Stresshormon Cortisol kommt aus seiner Balance.
Wer schon ohne Lakritz mit Bluthochdruck, Herzschwäche, Leberentzündung, Leberschäden, Niereninsuffizienz und Kaliummangel zu tun hat oder wer Digitalispräparate oder Schleifendiuretika

einnimmt, darf Süßholz nicht nutzen. Auch in Schwangerschaft und Stillzeit sowie bei Kindern unter 18 Jahren reichen die Erkenntnisse bisher noch nicht aus und es sollte bei diesen Personen ebenfalls auf Süßholz verzichtet werden.

Süßholz in der Küche

In der Küche kann man Süßholz als gesunde Alternative zu Zucker verwenden. Wie wäre es denn einmal mit einer Süßholz-Panna-Cotta oder einem mit ein klein wenig Süßholz gewürzten Stück Lammfleisch? Und natürlich darf hier der Hinweis auf einen Süßholz-Likör nicht fehlen. Aber auch gebratene Möhren, Pastinaken, Süßkartoffeln oder so-gar Kohlrabi präsentieren sich mit einem Hauch Süßholz mal ganz anders auf dem Teller. Oder vielleicht einem Obstsalat oder einem Smoothie mit Süßholz den letzten Schliff geben? Seien Sie immer vorsichtig mit der Menge, besonders wenn Sie mit Süßholz-Pulver abschmecken: Es ist schnell mal zu viel und dann schmeckt alles nur noch übersüß nach Lakritz. Fangen Sie also vorsichtig mit einer kleinen Prise an, bis Sie die richtige Menge gefunden haben.

Süßholz-Likör

Man braucht

- 50 g reinen, zuckerfreien Lakritz
- 500 ml Doppelkorn
- 1 Teelöffel Fenchelsamenpulver
- 1 Teelöffel Abrieb einer Bio-Orange
- ½ Teelöffel Kardamom
- 200 g braunen Kandis
- 300 ml Wasser (destilliert)

Das Lakritz in kleine Stückchen schneiden und zusammen mit allen anderen Zutaten in eine passende, verschließbare Flasche füllen, gut schütteln und vier Wochen im Dunkeln stehen lassen. Während dieser Zeit immer mal wieder kräftig durchschütteln.

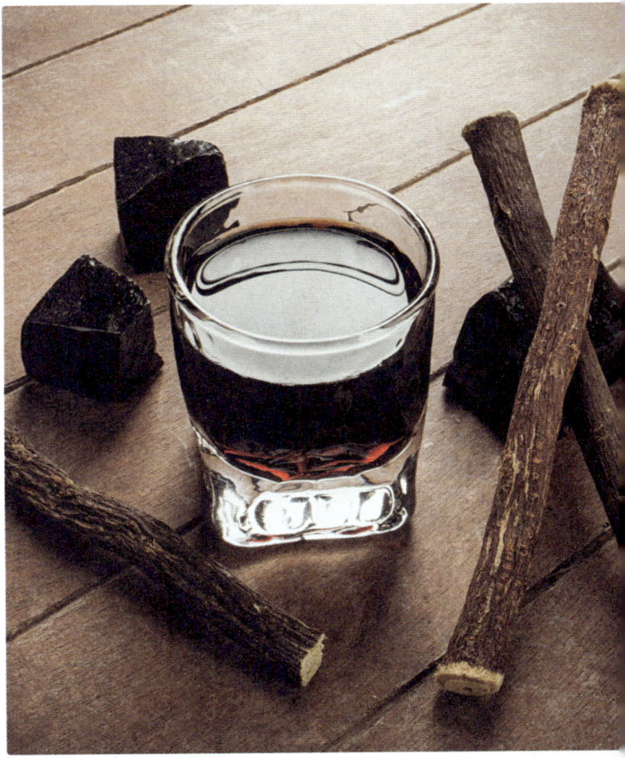

Ist die Ziehzeit vorbei, den Likör filtern. Anschließend noch eine Woche ruhen lassen, dann ist der Likör reif zum Genießen.

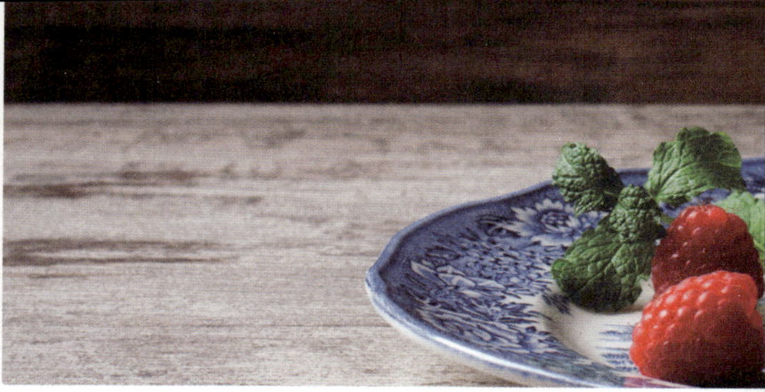

Panna Cotta mit Süßholz

Man braucht (für 4 Personen)

- 200 ml süße Sahne
- 100 ml Vollmilch
- 50 g Zucker
- ½ gestrichenen Teelöffel Süßholz-Pulver
- 1 gehäuften Teelöffel Gelatine-Pulver (alternativ: Agar-Agar)

Die Gelatine zuerst in zwei Esslöffel Wasser einrühren und quellen lassen. Währenddessen das Süßholz-Pulver kräftig in die Milch einquirlen. Die Sahne und den Zucker hinzugeben, alles zusammen zum Kochen bringen und ein paar Minuten köcheln lassen. Vom Herd nehmen, etwas abkühlen lassen und dann die gequollene Gelatine unterrühren, bis sie sich vollständig gelöst hat. Die

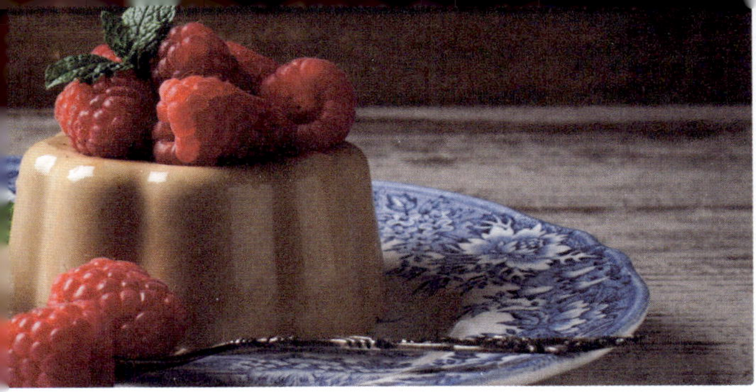

noch warme Masse in Dessertschälen abfüllen und mehrere Stunden im Kühlschrank fest werden lassen.

Tipp

In der Zeit, in der Sie Süßholzwurzel anwenden, sollten Sie darauf achten, viel Obst und Gemüse zu essen. Das ist nicht nur wegen der Vitamine wichtig, sondern wegen des Kaliums: Dieses wichtige Mineral geht dem Körper bei längerer Anwendung von Süßholz verloren. Kaliumquellen sind z. B. Trockenfrüchte und Gemüse (Aprikosen, Pfirsiche, Bananen, Datteln, Feigen, Pflaumen, Möhren ...) sowie frischer Spinat, Quinoa, Hülsenfrüchte, Tomatenmark u. v. a.

Noch mehr hilfreiche Pflanzen bei Erkältungen

Neben den Kräutern gibt es auch noch ein paar andere Pflanzen, bei denen es sich lohnt, sie bei Erkältungen einmal auszuprobieren. Wir wollen hier vor allem über Kräuter schreiben, möchten Ihnen aber dennoch ein paar Hinweise geben, welche anderen wichtigen Pflanzen Ihnen noch mit ihren Heilwirkungen zur Verfügung stehen.

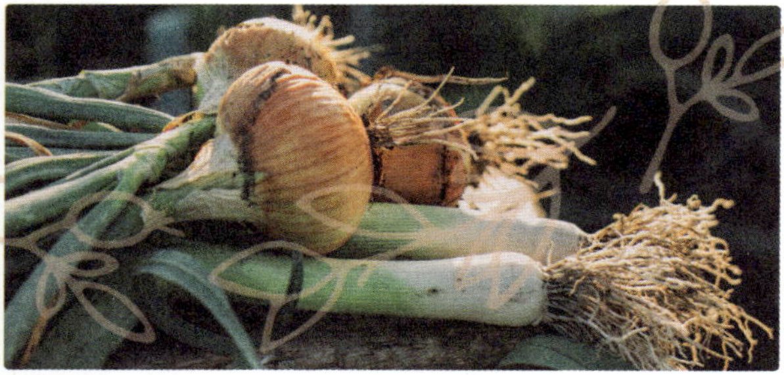

Zwiebel (Allium cepa)

Zugegeben, Zwiebeln sind nicht jedermanns Sache. Sie sind scharf, treiben einem die Tränen in die Augen und die Blähungen in den Bauch. Doch ihre Wirkungen bei Erkältung & Co. sind so besonders, dass man es damit dennoch einmal versuchen sollte: Die Inhaltsstoffe der Zwiebel wirken gegen Viren und Bakterien, heizen unserem Immunsystem ein, lösen Krämpfe und vieles mehr. Man kann dabei sowohl gelbe als auch rote Zwiebeln verwenden, ganz wie man mag. Roh wirken sie am besten, gekocht büßen sie den Großteil ihrer Wirkung ein.

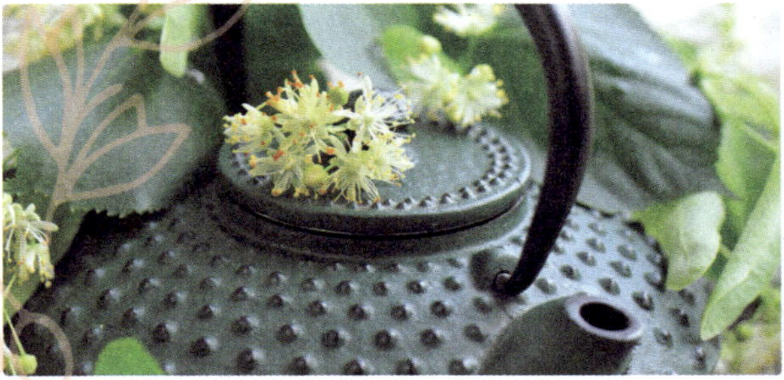

Linde (Tilia)

Die Linde kann zur Linderung von Erkältungskrankheiten prima eingesetzt werden.

Allerdings sollten Sie deren Blüten nicht von Linden in unseren Städten sammeln, es sind die falschen: Heilkräftig sind nur Sommer- und Winterlinde, sie aber sind empfindlich gegen Abgase und haben daher ihren Platz nur dort, wo die Luft noch sauber ist.

Die Linde blüht etwa von Mai bis Juli. Geerntet werden – bei trockenem Wetter – die hell gelbgrünen, duftenden, gerade geöffneten Blüten zusammen mit dem flügelartigen Hochblatt. Achtung: Lindenblüten sind empfindlich! Man sollte sie rasch – locker ausgebreitet – trocknen (nicht über 40 °C) und im Anschluss trocken und kühl in einem luftdichten Behälter aufbewahren.

Bei Erkältung werden Lindenblüten meist als Tee getrunken. Sie unterstützen das Immunsystem, haben eine schweißtreibende Wirkung, stärken die Abwehrkräfte, beruhigen und fördern einen erholsamen Schlaf. Ihre Inhaltsstoffe wirken darüber hinaus entzündungshemmend und krampflösend, gegen Bakterien und besonders ein Kaltauszug stärkt und schützt die angegriffenen Schleimhäute.

Wenn man in der kalten Jahreszeit durchgefroren nach Hause kommt oder das Gefühl hat, eine Erkältung ist im Anmarsch, sollte man eine Tasse Lindenblütentee trinken und nach zwei bis drei Stunden eine weitere. Ein Fußbad und frühes Schlafengehen unterstützt die Wirkung. So lässt sich oft Schlimmeres abwenden. Oder man trinkt regelmäßig (ein- bis zweimal pro Woche) ein bis zwei Tassen zur Vorbeugung während der Erkältungszeit.

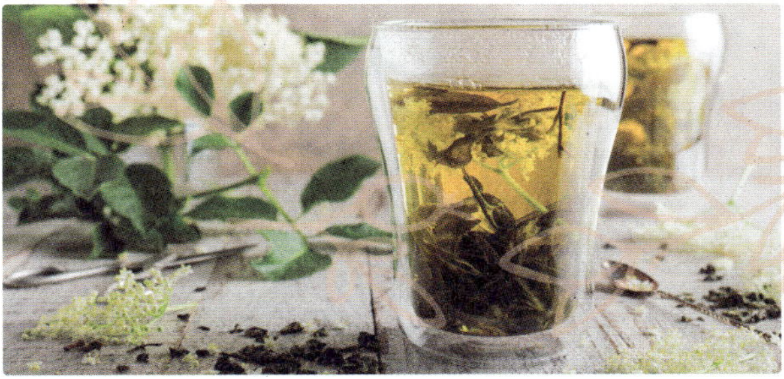

Holunder (Sambucus nigra)

Der Holunder ist wohl eine der beliebtesten Heilpflanzen schlechthin: Er ist schön

anzuschauen, seine Blüten duften wunderbar und er ist seit alters her mystisch positiv besetzt, denn er galt als Wohnsitz der beschützenden Hausgötter.
Seine Heilwirkungen hingegen sind alles andere als mystisch und wer mag, kann sie an sich selbst austesten. Darüber hinaus kann die Wissenschaft eine Menge über den Schwarzen Holunder berichten: Holunderblüten sind ebenso wie Lindenblüten für den Einsatz von Schwitzkuren bei fiebrigen Erkältungen geeignet. Sie stärken die körpereigenen Abwehrkräfte, weswegen sie auch schon vorbeugend gegen Erkältungen eingesetzt werden können. Am beliebtesten ist der daraus zubereitete Tee.

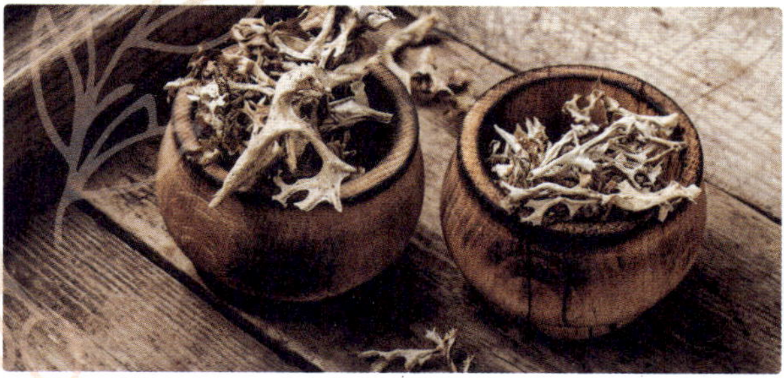

Isländisch Moos (Cetraria islandica)

Eigentlich ist das Isländisch Moos gar kein Moos. Es ist eine Flechte, also eine symbiotische Verbindung von Algen und Pilzen. Erst gegen Ende des 17. Jahrhundert erschien das Isländisch Moos in den offiziellen Listen der Heilpflanzen. Heutzutage ist bekannt, dass Isländisch Moos Stoffe enthält, die gegen Bakterien oder auch immunstimulierend wirken. Vor allem aber bildet es viele Schleimstoffe, die den gereizten Schleimhäuten bei Erkältung und ihren Folgen guttun, sie schützen und festigen, damit alle „Angreifer“ wie Viren, Bakterien und Pilze einfach schlechtere Chancen haben.

Isländisch Moos wird meist gut vertragen – es sind keine Nebenwirkungen bekannt. Das macht die Flechte so interessant für erkrankte Kinder und alte oder geschwächte Menschen. Leider ist der Tee recht bitter, was ihn wiederum für Kinder eher ungeeignet erscheinen lässt.

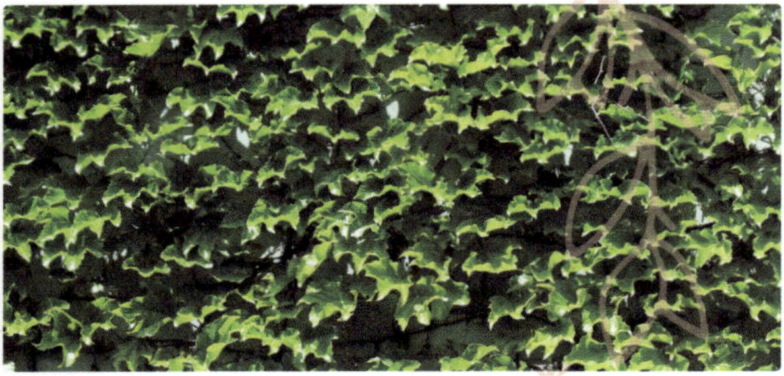

Efeu (Hedera helix)

Efeu? Ist der nicht giftig? Ja, aber mit Efeu ist es wie mit allem: Die Dosis macht das Gift. Das wusste schon Paracelsus. Vor allem die Früchte des Efeu sind kritisch. Sie enthalten viel von jenen Stoffen, die der Gesundheit nicht zuträglich sein können.

Aber Efeu ist eine starke Heilpflanze bei Husten, Bronchitis, zähen Verschleimungen und auch bei Asthma und Keuchhusten. Das liegt an seinen Schleimstoffen, die den Schleimhäuten guttun, den Hustenreiz mildern und krampflösend und auswurffördernd wirken können. Gleichzeitig ist Efeu gegen Viren, Bakterien und Pilze aktiv. Ideal also, um bei Erkältungen und den möglichen „Superinfektionen“ eine Hilfe zu sein. Efeu gibt es als Fertigextrakt aus der Apotheke (nach Herstellerangaben einnehmen). Darüber hinaus wird Efeu auch homöopathisch gegen Symptome der Atemwege und Lungen eingesetzt. Wem das sympathischer ist, der kann sich also „Kügelchen“ besorgen.